Mythodrama-Therapie

Mythodrama-Therapie

Allan Guggenbühl

Allan Guggenbühl

Mythodrama-Therapie

Geschichten als Mittel der Konfliktbewältigung bei Kindern und Jugendlichen

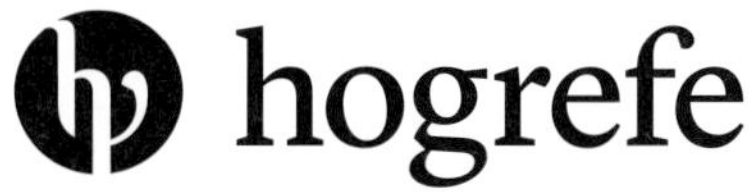

Prof. Dr. Allan Guggenbühl
Institut für Konfliktmanagement
Untere Zäune 1
8001 Zürich
Schweiz
E-Mail: allan.guggenbuehl@ikm.ch

Bibliografische Information der Deutschen Nationalbibliothek
Die Deutsche Nationalbibliothek verzeichnet diese Publikation in der Deutschen Nationalbibliografie; detaillierte bibliografische Daten sind im Internet über http://www.dnb.de abrufbar.

Anregungen und Zuschriften bitte an:
Hogrefe AG
Lektorat Psychologie
Länggass-Strasse 76
3012 Bern
Schweiz
Tel. +41 31 300 45 00
info@hogrefe.ch
www.hogrefe.ch

Lektorat: Dr. Susanne Lauri
Bearbeitung: Barbara Buchter, Freiburg
Herstellung: René Tschirren
Umschlagabbildung: Getty Images/Natalia Crespo
Umschlaggestaltung: Claude Borer, Riehen
Satz: Mediengestaltung Meike Cichos, Göttingen
Druck und buchbinderische Verarbeitung: Finidr s.r.o., Český Těšín
Printed in Czech Republic

1. Auflage 2021

(E-Book-ISBN_PDF 978-3-456-96027-2)
(E-Book-ISBN_EPUB 978-3-456-76027-8)
ISBN 978-3-456-86027-5
https://doi.org/10.1024/86027-000

Inhaltsverzeichnis

Der Mensch lebt in Geschichten

Zusammenfassung

Am Anfang dieses Kapitels wird dargestellt, wie sich Kinder in die Welt hineinfantasieren und sich und der Umwelt Bedeutung geben. Anschließend wird die Rolle der Innenwelt bei Kindern und Jugendlichen beschrieben und die Möglichkeit, durch Geschichten als Psychotherapeut mit ihnen Kontakt aufzunehmen. Die Geschichten werden als Brücken zur Innenwelt von Kindern und Jugendlichen verstanden und in ihrer Bedeutung für Gemeinschaften, aber auch als Verbindungsglied zwischen der Innenwelt der Kinder oder Jugendlichen und den Lebensrealitäten analysiert.

Simmentaler Kühe grasen auf dem Feld, am Horizont glitzert der Zürichsee. Im Hintergrund hört man einen Rasenmäher und den Trolleybus, der an der Endstation dieses Wohnquartiers kehrt. Ich lade meinen Einkauf aus dem Fond meines Wagens und überlege mir, was das letzte Gekritzel auf meinem Einkaufszettel bedeutet. Mascarpone? Plötzlich höre ich eine Stimme hinter mir: „Dies ist eine gefährliche Gegend!“, werde ich informiert. „Räuber treiben ihr Unwesen, haben bereits ein Haus am Waldrand in Brand gesetzt!“ Während ich mich umdrehe, teilt mir eine andere Stimme mit: „Keine Angst! Wir beschützen Sie!“

Hinter mir stehen nicht Polizisten oder eine Bürgerwehr, sondern drei siebenbis achtjährige Knaben. Sie haben sich mit Holzschwertern, Wasserpistolen und einem Pfeilbogen bewaffnet. Sie haben einen Auftrag zu erfüllen! Sie müssten gegen Räuber vorgehen, teilen sie mir mit. „Woher wisst ihr von diesen Räubern?“, will ich wissen. Die Antworten kommen fast gleichzeitig aus drei Mündern: „Jemand hat zwei Männer beobachtet, die zum Häuschen am Wald geschlichen sind.

Sie sind eingebrochen, um die Spuren zu verwischen. Nachher haben sie das Haus angezündet!" Ein Junge fügt aufgeregt hinzu, jemand habe ihm gesagt, dass diese Verbrecherbande jemanden gefangen nehmen wollte! Als ich ungläubig reagiere, zeigen die Knaben aufgeregt Richtung Wald: Tatsächlich steht dort ein ausgebranntes Gartenhäuschen!

Das Gartenhäuschen war nicht von Räubern angezündet worden, sondern wegen eines Grills in Brand geraten. Auch wurde das Quartier nicht von einer Bande heimgesucht. Die Räuber gab es nur in den Köpfen dieser Jungen. Die Räubergeschichte kursierte jedoch auch unter anderen Kindern dieses Quartiers. Viele waren überzeugt, dass es diese bösen Männer wirklich gibt. Fake News? In den Augen dieser Kinder war das abgebrannte Gartenhäuschen am Waldrand der ultimative Beweis des Treibens düsterer Männer. Aus ihrer Sicht müsste auch den Erwachsenen klar sein: Gegen diese Bösewichte musste etwas unternommen werden! Die heldenhaften sieben- bis achtjährigen Jungen waren dazu bereit.

Die Episode spielte sich vor einigen Jahren in einem friedlichen Vorstadtquartier ab. Alles schien so, wie es sein sollte. Die Autos waren auf der rechten Straßenseite, in der blauen Zone geparkt, ein Facility Manager wischte den Vorplatz eines Wohnhauses, ein Jogger hatte seine Runde beendet und klaubte seine Post aus seinem Briefkasten, eine Frau entsorgte einen städtischen blauen Kehrichtsack im blockeigenen Container. Eine Spaziergängerin hielt schuldbewusst einen Hundekotbeutel in der Hand, der von ihrem Pinscher stammen musste. Im ersten Stock des Wohnblockes sah man hinter einem Fenster einen Jugendlichen an einem Pult. Alle verhielten sich gesellschaftskonform, nur das Verhalten der drei Knaben war außergewöhnlich.*

Würde ein extraterrestrisches Wesen die Szene beobachten, dann müsste es schlussfolgern, dass allen außer den Knaben ein Chip in ihren Gehirnen implantiert worden war! Ihr Verhalten folgte einem Regelsystem. Die Erwachsenen orientierten sich an rationalen Überlegungen und gesellschaftlichen Codes. Sie erfüllten definierte Funktionen, passten sich an. Das Verhalten der Knaben hingegen ließ sich nicht aus dem Kontext ableiten. Sie verhielten sich nicht konform, sondern lebten eine Fantasie aus. Haben Erwachsene keine Fantasien mehr?

Könnten wir in die Köpfe der Erwachsenen blicken, dann erhielten wir vielleicht ein anderes Bild. Ihre Konformität könnte vorgetäuscht sein. Wahrscheinlich werden auch sie von Fantasien umgetrieben. Die Spaziergängerin mit dem Hundekotbeutel hatte sich vielleicht vorgestellt, wie ihr Pinscher den Jogger beißt

---

* Aus Gründen der besseren Lesbarkeit werden in diesem Buch nicht durchgehend weibliche und männliche Formen parallel, sondern oftmals neutrale Formen oder – den Regeln der deutschen Sprache folgend – das generische Maskulinum verwendet. Dennoch schließen alle enthaltenen Personenbezeichnungen das jeweils andere Geschlecht mit ein.

und im Quartier für Aufruhr sorgt. Der Jogger wurde vielleicht durch die Hundehalterin an seine Ex-Frau erinnert, die die Fenster des Nachts immer geschlossen haben wollte. Der Chauffeur betrachtete die Glätte der Endschlaufe und versetzte sich innerlich in einen Lastwagenfahrer, der über einen vereisten See im Yukon braust. Der Jugendliche war in ein Computergame vertieft und stellte sich vor, als Ritter in einem Turnier um die schöne Genevieve zu kämpfen. Mit anderen Worten: Auch Erwachsene haben Fantasien. Im Gegensatz zu Kindern distanzieren sie sich jedoch meistens von ihren andrängenden, spontanen Vorstellungen. Sie haben gesellschaftliche Erwartungen und eigene Aufgaben zu erfüllen. Die eigene Rolle und Funktion in der Gesellschaft zu erfüllen hat Priorität.

Diese Einstellung zeichnet die Mehrheit der Menschen aus. Man distanziert sich von seiner Fantasiewelt. Innerlich brodelt es jedoch weiter, spontane Bilder, Gefühle und Empfindungen führen ein Eigenleben. Vor dem inneren Auge werden Szenen rekapituliert, Wünsche erfüllt, Traumen verarbeitet oder Zukunftsszenarien entworfen, ohne dass man darauf eingeht. Die spontanen Einfälle werden als flüchtige Gedanken oder Abfallprodukte des Gehirns empfunden. Handlungen nach Fantasien auszurichten, wäre unangebracht, würde den Alltag durcheinanderbringen. Man behält sie deswegen lieber für sich, verdrängt sie und lässt nur jene Fantasien zu, die die Gesellschaft akzeptiert und sie nicht irritieren. Man will schließlich niemanden vor den Kopf stoßen.

Um die Hintergründe dieses Phänomens zu verstehen, bietet sich die Psychologie an: Sie sucht nach Gesetzmäßigkeiten, Zusammenhängen, Motiven und Einflussfaktoren unseres Verhaltens und Erlebens. Sie analysiert Fehlhandlungen, Störungen, studiert Beziehungen, organisiert Untersuchungen und evaluiert Leistungen. Die Psychologie basiert auf zwei Erkenntniskanälen: *Außenbeobachtungen und Auseinandersetzungen mit dem Innenleben.* In der empirischen Psychologie geht es um die *Außenschau.* Sie ist der Realität verpflichtet. Sie gewinnt Erkenntnis aufgrund von Beobachtungen. Es geht um das Sammeln von Erfahrungswissen und das Erkennen von Gesetzmäßigkeiten. In der empirischen Wissenschaft werden darum Untersuchungen durchgeführt, die zu Evidenzen (evidence based) führen. Sie konzentriert sich auf messbare Eigenschaften und interpersonal feststellbare Verhaltensweisen. Durchschnitte werden errechnet und Signifikanzen gesucht. Schlussfolgerungen sollen nachvollzieh- und vor allem replizierbar sein.[1] Was man beobachtet oder untersucht, kann fotografiert, gefilmt, protokolliert oder durch Interviews objektiviert werden.

---

1 Die Reproduzierbarkeit ist jedoch leider in vielen psychologischen Untersuchungen nicht gewährleistet. Siehe Richie (2020)

Der zweite Erkenntnisweg ist die *Innenschau.* Wenn wir uns dem Innenleben zuwenden, dann versuchen wir uns aus uns selbst heraus zu verstehen. Ausgangspunkt dieses Erkenntnisweges sind innere Wirklichkeiten: Bilder, Fantasien, Gedanken, die Außenpersonen nicht zugänglich sind. Diese private Welt kann nicht objektiviert werden, da sie nur dem inneren Auge und Ohr der betreffenden Person zugänglich ist. Außenpersonen können unser Innenleben weder fotografieren noch Tonbandaufnahmen herstellen oder filmen. Es bleibt der Außenwelt verborgen. Was in uns abläuft, kann weder von Zweitpersonen eingesehen noch empirisch erfasst werden. Wir sind die einzigen Zeugen unserer persönlichen Träume, Fantasien, Visionen, Gedanken, und nur wir werden mit unseren eigenen Emotionen konfrontiert. Auch den neuesten neurologischen Techniken gelingt es nicht, die Gedanken und Fantasien eines Menschen zu entschlüsseln.

Vieles, was uns antreibt, erklärt sich jedoch erst durch den Einbezug des Geschehens der Innenwelt. Darum ist die Reflexion über uns selbst wichtig für das Verständnis unserer Motive, Einstellungen und Ziele. Da unser Innenleben jedoch weder mit Daten noch direkten Beobachtungen erfasst werden kann, können wir Gesetzmäßigkeiten nur *erdenken:* Theorien und Modelle aufstellen, die helfen, uns zu verstehen. Die Grundlage sind Erinnerungen, Assoziationen, Einfälle, Fantasien, Komplexe und Gefühle, denen wir mithilfe des Bewusstseins nachgehen. Oft haben die Inhalte unseres Innenlebens jedoch keinen oder nur einen losen Zusammenhang mit äußeren Faktoren. Fantasien führen, wie ich später genauer erläutern werde, ein Eigenleben. Sie sind kaum zu beeinflussen. Sie sind nicht Produkte unseres Willens, sondern unbewusster Kräfte. Diese treiben mit uns ihr eigenes Spiel, wir sind ihnen ausgesetzt. Eine Fantasie verfolgt, ein Gefühl bedrängt uns, eine Idee lässt uns nicht los oder ein Gedanke geht uns nicht aus dem Kopf. Die Innenwelt hat ihre eigenen Regisseure und folgt einem eigenen Skript. Was in uns abläuft, verhält sich oft anarchisch, missachtet soziale Konventionen und kümmert sich nicht um die Moral. Unsere Innenwelt ist kein Abbild äußerer Eindrücke, sondern generiert sich aus angeborenen Anlagen, Erinnerungen und Erlebnissen.

Der Innenwelt können wir uns jedoch *indirekt* zuwenden, sind dabei aber auf Vermittlungen angewiesen. Dazu haben wir ein großartiges Mittel zur Verfügung: *die Sprache.* Durch sie erhalten wir Informationen jenseits unseres Sinnes- und Wahrnehmungshorizonts. Sie bieten uns Metaphern an, dank derer wir in unbekannte Gefilde vordringen können. Die Sprache hilft uns, geistige Beschränkungen zu überwinden. Wir können deswegen auch das Geschehen unserer Innenwelt ebenso wie auch jenes unserer Mitmenschen sprachlich erfassen. Wenn jemand uns schildert, dass er im Traum in weißer Kleidung einen riesigen Konzertsaal aufsuchte und hilflos auf einem alten Handy herumdrückte, bis der Dirigent, in Frack und Windeln gekleidet, ihn begrüßte, dann entwickeln wir dank der Versprachlichung ein Bild dieser absurden Szene in unserem Kopf. Natürlich ist dieses persönlich gefärbt und entspricht nur approximativ den Vorstellungen des Träumers. Dank der Sprache ahnen wir, was sich im Inneren des Mitmenschen abspielt.

Das Innenleben reduziert sich nicht auf statische Bilder wie in einer Galerie, sondern zeichnet sich durch eine *Dynamik* aus. Es gleicht einem Theater. Dramen, Tragödien, Komödien, Romanzen werden inszeniert. Verschiedenste Figuren treten in diversen Szenarien auf. Wir sehen uns auf eine Alp im Berner Oberland versetzt und einen Tango tanzen, sind in einem Zug nach Sidney und werden durch ein Krokodil verfolgt oder sitzen im Pig & Whistle in Kyoto, trinken ein Bier, während Präsident Biden eintritt und mit Mäusen tanzt. Unser Innenleben ist uns oft unverständlich, vielfach faszinierend oder hie und da auch irritierend. Das Innenleben spiegelt gleichzeitig unsere Lebenswelt wider. Oft treten Menschen auf, die uns vertraut sind, vieles bleibt aber auch mysteriös. Wieso stelle ich mir vor, wie ich den Bellevueplatz sprenge? Was soll diese erotische Fantasie über eine Arbeitskollegin? Unser eigenes Innenleben zu entschlüsseln und darin einen Sinn zu suchen, bleibt die persönliche Lebensaufgabe von uns allen. Doch wie soll man die einzelnen Bilder, Eindrücke, Gedanken, Einsichten, Empfindungen und Gefühle einfangen? Wie können wir mit unseren inneren Fantasien, Ablagerungen und Engrammen umgehen? Und: Wie bringen wir diese innere Kakofonie mit dem Tsunami an Eindrücken der Außenwelt in Zusammenhang?

Die Antwort lautet: durch *Geschichten*. Der Mensch hat schon früh die Fähigkeit entwickelt, Paradoxien, Irritationen, Faszinationen und Traumen durch Geschichten einzufangen (Pinker, 1997). Durch sie werden Einzelereignisse und Bilder miteinander verbunden und zu einem sinnvollen Ganzen entwickelt. Geschichten werden aus Erinnerungen, dem eigenen Wissen, gesellschaftlichen Vorgaben konstruiert und sind eine Antwort auf ein Problem oder eine Herausforderung. Mithilfe von Geschichten versuchen wir uns zu verstehen, mit unseren Mitmenschen in Kontakt zu treten und Gemeinschaften zu entwickeln (Wilson, 2003). Wir kreieren sie aus gesellschaftlichen Mythen, Beziehungserfahrungen, Traumen, archetypischen Vorgaben, reichern sie mit persönlichen Erlebnissen an und kalibrieren sie mit der eigenen Einstellung. Geschichten verwenden persönliche Eindrücke, Tatsachen und amplifizieren diese von eigenen Fantasien und Erwartungen. Sie sind das Bindeglied zwischen Außen- und Innenwelt, das Resultat eines Kompromisses zwischen psychologischen Bedürfnissen und den Anpassungsforderungen der Außenwelt. Persönliche Bedürfnisse werden platziert, erlebte Traumen relativiert oder hervorgehoben. Geschichten geben uns eine Orientierung.

Viele Geschichten, die wir entwickeln und die uns faszinieren, handeln von *Konflikten*. Es geht um Situationen, die überfordern, belasten oder irritieren. Eindrücke, Tagesreste, Erlebnisse und Erinnerungen werden verarbeitet. Sie sind der Versuch der Seele, mit schwierigen Ereignissen oder Problemen umzugehen, indem innere Ressourcen einbezogen werden, um eine Perspektive zu finden, um weiterzukommen.[2] Gedanken, Beobachtungen, Erinnerungen, Träume und Wahrnehmungen werden durch die Geschichte in einen Ablauf gebracht, sodass wir etwas verstehen und aus einem Geschehen vielleicht sogar einen Sinn ableiten können. Wir glauben dann zu verstehen, wieso etwas geschehen ist und was es zu bedeuten hat.

Geschichten mobilisieren ein drittes Element unseres Daseins: *die Imagination*. Sie erlaubt uns, in fiktionale Welten einzutauchen. Die Fiktion befreit uns von der Gefangennahme durch die Realität. Wir können dem Hier und Jetzt etwas entgegensetzen, wenn es droht, uns zu vereinnahmen. Dies geschieht bereits bei banalen Ereignissen. Wir kritisieren die Partnerin, weil sie zu spät kommt. Eigentlich geht es lediglich um die Koordination der eigenen Fortbewegung, damit man zum gleichen Zeitpunkt an einem bestimmten Ort präsent ist, ein organisatorisches Problem. „Alle in eurer Familie nehmen es mit der Pünktlichkeit ungenau, schon dein Vater ...", werden wir vielleicht der Partnerin vorwerfen und zur Antwort bekommen, dass man selbst aus einer „pingeligen Spießbürgerfamilie" stamme, die nur Pflicht und Ordnung im Kopf habe. Wir reagieren mit Familiengeschichten.

Natürlich glauben wir, dass sie *wahr* sind, doch oft handelt es sich um „thruthy stories": persönliche Geschichten, bei denen wir beanspruchen, dass sie stimmen, obwohl es sich ganz oder zum Teil um Fiktionen handelt (Gottschall, 2012, S. 161ff.). Auch wenn wir uns um Wahrheit bemühen und scheinbar Fakten zitieren, handelt es sich um Fantasien (Schacter, 2001, S. 71ff.; Livingstone Smith, 2004, S. 9ff.). Wir versuchen, uns mithilfe einer Geschichte von der Realität zu distanzieren, indem wir die entsprechende Herausforderung in einen anderen Topos transferieren.[3] Geschichten helfen uns bei der Bewältigung eines Problems, können jedoch auch Konflikte verschärfen.

---

2 Traumen können jedoch zu einer Fixierung auf ein Ereignis führen. Die betroffene Person bleibt dann innerlich stecken und ist unfähig, eine Perspektive zu entwickeln.

3 Eindrücklich sind die Schilderungen des Priesters Lawrence Jenco (1934–1996), der eine 19-monatige Gefangenschaft durch radikale Schiiten erlebte. Er habe die Zeit nur überlebt, weil er innerliche Reisen unternahm. Siehe dazu Jenco (1995)

Gemeinschaften leben von Geschichten. Sie ermöglichen das Zusammenleben und stärken die Solidarität der Mitglieder untereinander.[4] Familien brauchen Geschichten, damit interne Differenzen und Persönlichkeitsunterschiede kompensiert werden und das Gefühl einer gemeinsamen Herkunft entsteht. Firmen leben von Geschichten, um den Angestellten eine Vision oder sich ein Profil zu geben. Jeder einzelne Mensch entwickelt zudem eine persönliche Lebensgeschichte, durch die er persönliche Eigenschaften, Stärken, Schwächen und Schwierigkeiten begründet. Eine persönliche Lebensgeschichte gehört zum Selbstbild. Sie dient der Orientierung im Leben und hilft Entscheidungen zu fällen.

Zurück zur Eingangsgeschichte. Die drei Jungen fühlten sich berufen, in ihrem Quartier für Ordnung zu sorgen. Haben sie jedoch wirklich an die Räubergeschichte geglaubt? Wohl kaum. Eher ist wahrscheinlich, dass die Geschichte für sie eine *Quasirealität* war. Es handelte sich um eine *Realitätskonstruktion*, wie wir es bei Kindern immer wieder beobachten. Die Knaben haben nicht wirklich geglaubt, dass es die Räuber gibt, doch sie haben sich in eine Stimmung versetzt, die die Räuber in reale Figuren verwandelte. Sie lebten die Räubergeschichte sowohl emotional als auch mental. Dank dieser Identifikation konnten sie sich innerlich in die Räuberszenerie versetzen und die entsprechende Spannung, Angstlust und Suche nach Antworten nachvollziehen. Sie konfrontierten sich mit einem existenziellen Thema: dem Umgang mit dem Bösen.

In diesem Beispiel zeigt sich eine Funktion der Geschichten. Sie sind als eine Vorlage unserer Umwelt und von uns selbst zu verstehen. Sie sind zudem eine wichtige Verbindung zwischen der Realität und der Innenwelt. Dank ihrem fiktionalen Charakter können wir uns eher der Unmittelbarkeit des Moments hingeben und über diesen Umweg sowohl emotional wie auch mental unser Dasein ausloten. Geschichten sind eine Brücke zwischen der Innerlichkeit und der Welt dort draußen, sie machen uns mächtig und handlungsfähig. Voraussetzung ist jedoch ein Verständnis für Quasirealitäten. Während jüngere Kinder in ihnen eine Ressource sehen und Geschichten spielerisch umsetzen, tendieren Erwachsene dazu, ihre Bedeutung zu relativieren oder sie zu kategorisieren. Es geht dann nicht um eine spielerische Darstellung von Ereignisfolgen und ihre Auswirkungen, sondern um Fake News, Fakten, wahre Geschichten, Tatsachen, Klatsch oder Erfindungen. Die Gefahr ist, dass damit ihre Bedeutung vergessen wird. Geschichten sind eine wertvolle Zugabe in unserem Leben, helfen uns, Innen und Außen zu verbinden. Sie sind eine Aufforderung zur Auseinandersetzung mit sich selbst und der Um-

---

4 In van Schaik & Michel (2017) werden die biblischen Geschichten dargestellt als Versuch menschlicher Gemeinschaften, um die Herausforderungen der Sesshaftigkeit zu bewältigen.

welt. Wenn Geschichten jedoch verdinglicht, analysiert, auf ihren Wahrheitsgehalt hin geprüft oder nach ihrer literarischen Qualität beurteilt werden, dann drohen wir uns von ihnen zu distanzieren. Wir lösen uns aus ihnen heraus. Der Widerhall, den eine Geschichte möglicherweise in uns auslöst, wird nicht wahrgenommen oder als unwichtig erachtet. Es wird nicht erkannt, dass eine Geschichte auch Ausdruck eines inneren Geschehens ist oder auf ein verborgenes Motiv hinweisen könnte.

Dies ist bei den Personen der Geschichte in der Vorstadtsiedlung der Fall: Die Hundehalterin kämpft möglicherweise mit Aggressionen, identifiziert sich vielleicht zu sehr mit ihrem Pinscher; der Jogger hat die Trennung von seiner Frau nicht überwunden; der Buschauffeur möchte seinem Leben eine Wende geben und seine Abenteuerlust ausleben, und der Jugendliche hätte gerne eine Freundin, die er beeindrucken kann. Sie entwickeln Geschichten, bestückt mit Elementen ihres Daseins, die ihnen einen Weg zu sich selbst und ihrem Dasein ermöglichen würden. Diese innere Ressource wird jedoch nicht genutzt. Im Gegensatz zu vielen Kindern, die ihre Fantasien als Quasirealität wahrnehmen, neigen wir dazu, sie zu ignorieren. Als Erwachsener muss man in der Gesellschaft funktionieren. Die Anpassung an Codes und Normen steht im Vordergrund. Es gilt sich zu bewähren, durchzusetzen, mit den Mitmenschen zu kommunizieren, die Stellung zu bewahren, empathisch zu sein und den eigenen Ruf nicht zu zerstören. Der Dialog mit der eigenen Innerlichkeit rückt in den Hintergrund.[5] Dieser Entfremdungsprozess hat sich durch die Digitalisierung unseres Lebens verstärkt. Unser Bedürfnis nach Geschichten leben wir über Filme, Netflix und Medienklatsch aus. Wir lassen uns aufregen, beängstigen, irritieren und steuern durch konstruierte Geschichten, ohne uns selbst einzubringen oder infrage zu stellen. Der Prozess, den Geschichten auslösen können, wird im Alltag nicht integriert. Wenn jemand von einer Netflix-Serie hingerissen ist oder einen Roman verschlingt, dann wird selten ein persönlicher Bezug hergestellt. Geschichten werden in einem unpersönlichen Raum abgehandelt, damit sie uns nicht gefährlich werden. Wir können uns der Illusion hingeben, sie hätten nichts mit uns selbst zu tun, sondern es gehe um Unterhaltung, Informationen oder Zerstreuung. Wir drohen uns selbst, unsere Seele zu übersehen.

In diesem Buch wird ein Weg aufgezeigt, wie man die Distanz zwischen der Innenwelt und der Außenwelt kreativ nutzen kann. Die Innenwelt wird als Ressource verstanden, dank derer wir dem eigenen Leben Tiefe verleihen, Gefahren er-

5 Was damit gemeint ist, habe ich in meinem Buch *Die vergessene Klugheit. Wie Normen unser Denken verhindern* (Guggenbühl, 2016) zu beschreiben versucht.

kennen und das Leben einen Sinn bekommt. Wie C. G. Jung beschreibt, führt der Weg ins Leben über die Auseinandersetzung mit sich selbst. Um sich diesem Mysterium des Seins anzunähern, braucht es jedoch entsprechende Modelle und Begrifflichkeiten.

Das Mythodrama hilft vor allem Kindern und Jugendlichen, sich mit ihrer Innenwelt auseinanderzusetzen. Was in ihnen vorgeht, wird dank der Geschichten erschlossen. Geschichten enthalten Symbole und Bilder, die die Kinder oder Jugendlichen anregen, zu fantasieren und sich ihrer Emotionen gewahr zu werden.[6] Über das Mythodrama treten sie eine Reise zu sich selbst an mit dem Ziel, das eigene Potenzial zu nutzen, damit sie Herausforderungen und Probleme besser bewältigen. Sie nutzen ihre Eigenwelten, um sich in der Realität zu ordnen und zu motivieren und um Herausforderungen anzupacken. Die Räubergeschichte der Knaben ist ein Beispiel, wie dies geschehen kann. Ihre Geschichte ermöglichte ihnen, sich als Gemeinschaft zu erleben, eigene Energien zu mobilisieren und sich auf ein gemeinsames Ziel zu einigen. Das Mythodrama geht von folgenden Erfahrungen aus:

Respekt vor der eigenen Innenwelt

Die Auseinandersetzung mit der Innenwelt ist bei Kindern und Jugendlichen eine Voraussetzung, um schulische und persönliche Herausforderungen zu bewältigen. Wenn die Innenwelt sich in einer Geschichte widerspiegelt, dann hilft dies Kindern und Jugendlichen, jedoch auch Erwachsenen, sich zu ordnen. Passt ein Narrativ, dann finden Emotionen, Frustrationen und Hoffnungen einen Weg ins Bewusstsein. Bei den Knaben war es die Räubergeschichte. Sie haben sich an einer narrativen Vorgabe orientiert, um eigene Fantasien und Bestrebungen auszudrücken.

Quasirealität realisieren

Um die Bedeutung zu erfassen, braucht es jedoch das Element der Quasirealität. Damit es zu seelischen Resonanzen kommt, müssen sie ins eigene Leben überführt werden. Dies geschieht, indem wir Geschichten weiterspinnen, spielerisch umsetzen, sie bildlich ausdrücken, in einem Sandspiel darstellen oder in einem

6 Der bekannte amerikanische Philosoph Allan Bloom meinte in einem Gespräch mir gegenüber, nachdem ich mich als Psychologe vorgestellt hatte, dass für ihn William Shakespeare alle Psychologen in den Schatten stellte. Er habe – mehr als die meisten Psychologen – die Menschen verstanden und in seinen Stücken ihre Psyche dargestellt.

Theater dramatisieren. Dank Inszenierungen und Konkretisierungen können wir persönliche Bedeutungen erahnen. Der Kontakt zwischen Innen und Außen wird hergestellt, und wir machen uns wieder mit dem eigenen Dasein vertraut. Die Knaben haben die Räubergeschichte gelebt, indem sie sie in ihren Alltag transferiert, weitergesponnen und sich persönlich gewidmet haben. Diese Quasirealität ermöglichte ihnen, sich selbst kennenzulernen und ihrem Alltag einen Sinn zu verleihen. Ob diese mit den eigentlichen Bedeutungen der Geschichte übereinstimmt, ist nicht relevant. Entscheidend ist, dass die Geschichte ihnen half, sich selbst zu dechiffrieren und mentale Energien zu aktivieren.

1 Mut zum Halbchaos: Grundlage der Gruppentherapie

Zusammenfassung

Dieses Kapitel beginnt mit Fragen und Herausforderungen, mit denen Therapeuten im direkten Kontakt mit einem Kind oder Jugendlichen konfrontiert werden, wenn sie helfen und mit ihm arbeiten wollen. Anschließend führt es in die Grundlagen der Gruppenpsychotherapie mit Kindern und Jugendlichen ein. Vor allen beim Versuch, bei Konflikten zu helfen, kommt man oft an Grenzen, wenn man sich nur auf das Gespräch verlässt. Es braucht weitere Mittel, wenn wir Kindern oder Jugendlichen helfen wollen, ihre Herausforderungen und Probleme zu bewältigen. Es gilt, ihr Inneres zu erschließen und ihnen zu helfen, ihre Ressourcen zu entdecken. Im zweiten Teil dieses Kapitels werden die Qualitäten und Möglichkeiten des Gruppensettings beschrieben. Die Gruppensituation und vor allem das Bewusstsein, unter sich zu sein, verändert bei vielen Kindern und Jugendlichen das Verhalten: Sie öffnen sich. Im Kapitel wird aufgezeigt, welche gruppendynamischen Entwicklungen und Gefahren zu berücksichtigen sind, anschließend werden die archetypischen Zusammenhänge der Gruppenpsychotherapie erläutert, die Voraussetzung für das Mythodrama sind.

1.1 Therapie mit Kindern und Jugendlichen

Ein Erstgespräch mit einem Jungen, den seine Eltern auf Wunsch der Schule bei mir angemeldet haben. „Ich weiß nicht, wieso ich hier bin“, teilt mir der Elfjährige mit und schaut nervös um sich. Sein Blick fällt auf ein Bild, das hinter mir an der Wand hängt. Ich frage ihn, wie es in der Schule gehe. „Sehr gut!“, entgegnet er mir und fügt hinzu, „ich bin der beste und beliebteste Schüler der ganzen Schule!“

Und nach einer Pause: „Wo ist die Insel auf dem Bild?" „In Schottland", erkläre ich ihm. Nun wird der Knabe gesprächig: „Dort gibt es Monster in unterirdischen Kanälen!", informiert er mich. Er wisse jedoch, wo sie sich verstecken!

Ein wenig später rede ich mit den Eltern. Sie sind verzweifelt. Natürlich würden sie ihren Sohn lieben, doch sein Verhalten zu Hause und in der Schule sei oft unerträglich. Die Spielzeuge seiner jüngeren Schwester habe er aus Wut im Fluss in der Nähe ihres Wohnorts entsorgt. Beim Essen weigere er sich kategorisch, das Aufgetischte zu berücksichtigen, und am Morgen brächten sie ihn oft nicht aus dem Bett, da er nicht in die Schule wolle. Den Lehrpersonen zufolge handle es sich bei ihm um einen intelligenten und vifen Jungen, doch sei er nicht steuerbar. Er ignoriere Anweisungen, sei während der Lektionen laut und werfe mit beleidigenden Sprüchen um sich. Die Schulleitung überlege sich, ihn auszuschließen, nachdem einige Eltern sich wegen ihm beklagt hätten. Die Eltern des Jungen wissen nicht weiter. Der Junge selbst ist jedoch überzeugt, dass alles in Ordnung sei. Was ihn störe, seien seine nervösen Eltern und die unfähigen Lehrpersonen ...

Als Kinder- und Jugendpsychologe hat man oft mit Kindern oder Jugendlichen zu tun, bei denen die eigene Problemeinschätzung derjenigen ihrer Umgebung *diametral* entgegengesetzt ist und die nicht über ihre Probleme reden. Während Eltern und Lehrpersonen über das Verhalten oder den emotionalen Zustand besorgt oder sogar verzweifelt sind, erleben diese Kinder oder Jugendlichen sich selbst und ihre Situation als unproblematisch. Sie leiden, doch aus ihrer Sicht aufgrund der Umstände. Sie sehen in der Folge nicht ein, wieso sie zu einem Psychologen müssen.

Es gibt natürlich auch Kinder und Jugendliche, die selbst den Wunsch äußern, mit einer Außenperson über ihre Sorgen zu reden. Die Mehrzahl jedoch formuliert kein Problem oder keine Sorge, sondern ist einfach mal da und wartet auf das, was auf sie zukommt. Bei der Therapie von Kindern oder Jugendlichen handelt es sich meistens um eine verordnete Maßnahme. Die Eltern, die Schule oder Experten haben ihnen dazu geraten oder es bestimmt.

Im Gegensatz zu Erwachsenen haben Kinder und Jugendliche nur eine vage Vorstellung von der Arbeitsweise eines Psychotherapeuten oder Psychologen, auch wenn man ihnen vorher seine Funktion erklärt hat. Sie lassen sich auf etwas Unbekanntes ein und müssen in die Therapie eingeführt werden. Dies geschieht nicht nur über Informationen, sondern über eine emotionale Einstimmung und Anbindung. Sowohl in der Einzeltherapie wie auch in der Gruppentherapie gilt es, dem Kind oder Jugendlichen bewusst zu machen, dass man unabhängig von der Schuldfrage mit ihnen arbeitet. Es geht nicht um eine Nacherziehung, sondern darum, herauszufinden, was in ihnen abläuft und wie es ihnen besser gehen kann. Ich selbst frage in der ersten Sitzung, wieso sie denken, dass sie bei mir sind. Die allermeisten Kinder und Jugendlichen antworten, dass die Eltern oder die Schule sie zu mir schicken. Einige erwähnen Schwierigkeiten, andere fühlen sich als Opfer und fast alle erkennen ihren Anteil nicht. Sie sind sich nicht gewohnt, sich selbst zu problematisieren. Praktisch alle Kinder und in einem leicht geringeren Ausmaß die Jugendlichen sind jedoch offen für neue Kontakte. Sie sind emotional ansprechbar und neugierig. Da sie meistens keine Ahnung haben, welches die deklarierten Gründe ihrer Anmeldung bei mir sind, schildere ich meinen Wissensstand des Problems. Reagiert das Kind oder der Jugendliche nervös oder betroffen, dann wende ich mich einem Thema zu, das sich spontan ergibt oder es bzw. ihn interessiert. Es geht darum, Töne auszutauschen und das Kind oder den Jugendlichen ankommen zu lassen.

Wenn ich eine Einzeltherapie beginne, dann nähere ich mich langsam dem Kind oder Jugendlichen an. Meine Worte und Reaktionen versuche ich ganz auf die Befindlichkeiten meines Gegenübers abzustimmen. Ich versuche mir vorzustellen, welches seine Sorgen und Interessen sind. Bei einem zwölfjährigen Jungen besprachen wir vor allem das Strafsystem seiner Schule, ein Mädchen klagte über ihre disloyalen Freundinnen und ein anderer Junge beschwerte sich über seine fordernde Mutter. Als Therapeut geht es für mich darum, hinzuhören. Gelingt es, ein Vertrauensverhältnis zwischen uns herzustellen, dann mache ich mir als Psychotherapeut Gedanken über die Form der Auseinandersetzung. Bei Kindern empfiehlt es sich, neben der Sprache eine Ebene einzuführen, mithilfe derer sie sich indirekt ausdrücken können. Es kann sich um das Sandspiel (siehe dazu Smith, 2012), um Puppentheater, Malen, freies Spiel oder Geschichten handeln. Welche Methode eingesetzt wird, hängt neben den fachlichen Kompetenzen des Therapeuten entscheidend auch von der Persönlichkeit und den Interessen des Kindes oder Jugendlichen ab. Nicht alle Kinder spielen gern oder wollen malen.

Einzeltherapie hilft einem Kind oder Jugendlichen, sein Selbstvertrauen zu stärken, traumatische Erlebnisse zu verarbeiten und sich innerlich zu ordnen, um persönliche Herausforderungen besser zu bewältigen. In der Einzeltherapie internalisiert das Kind oder der Jugendliche mit der Zeit den Therapeuten oder die Therapeutin. Sie oder er wird zu einer inneren Ressource, an der sie sich orientieren können. Dies gibt ihnen Kraft, eigene Schwierigkeiten besser zu bewältigen, seien es eine Depression, Ängste oder Frustrationen.

Viele Probleme im Kindes- und Jugendalter betreffen jedoch den *Außenbereich*. Sie müssen sich in der Schule, bei Kollegen und auch in der Familie bewähren und mit entsprechenden Herausforderungen umgehen. Sie müssen sich als soziale

Wesen bewähren, lernen, sich in einer Gemeinschaft zu bewegen, durchzusetzen und abzugrenzen. Sie bewegen sich auf einer Bühne, auf der andere Codes und Regeln als zu Hause gelten. Es gilt sich anzupassen. Bei diesem Prozess vermischen sich eigene Sensibilitäten oder Probleme mit Anpassungsschwierigkeiten. Die Kinder oder Jugendlichen drohen ihre Schwierigkeiten *zu externalisieren*. Sie agieren Ängste, Unsicherheiten, Aggressionen oder Verzweiflung aus. Sie suchen nicht in sich selbst nach Zusammenhängen und Ursachen, sondern führen sie auf andere Personen oder Situationen zurück. Die Lehrperson ist „schuld", die Kollegen sind „gemein" oder die Eltern „unverständig". Die Folge ist, dass sie mit Forderungen konfrontiert werden, die sie nicht verstehen. Die Schule, Kollegen und oft auch die Eltern verlangen, dass sie sich benehmen. Ihre Probleme hängen damit zusammen, dass sie sich mit einem Kollektiv auseinandersetzen müssen. Sie erfahren sich als Teil einer Gruppe oder Gemeinschaft, die eigene Regeln und Codes aufstellt und sich durch eine spezielle Dynamik auszeichnet. Sie erfahren die Macht, den Reiz und die Gefahren des Kollektivs. Sie haben Mühe, sich anzupassen und die Forderungen der Gemeinschaft zu erfüllen, und müssen Kompetenzen entwickeln, um mit dieser Situation umzugehen.

1.1.1 Grundlagen der Gruppentherapie

Hier beginnt die Bedeutung der Gruppenpsychotherapie. Wie in der Einzeltherapie richtet sich die Gruppenpsychotherapie nicht nach den Normen und Regeln, die die Schule als Repräsentant des Kollektivs einfordert, sondern sieht im Kind oder Jugendlichen ein *eigenständiges Subjekt,* mit eigenen Ansichten, Gedanken, Emotionen und Interessen. Sie berücksichtigt das Innenleben der Kinder oder Jugendlichen und sucht nach Wegen, sie mit den Forderungen der Gesellschaft oder des Kollektivs in Übereinstimmung zu bringen. Im Gegensatz zu Einzeltherapien bieten sich Gruppentherapien als Arenen an, in denen Kinder oder Jugendliche nicht nur eigene Herausforderungen, sondern auch den Umgang mit ihrem Kollektiv ausloten können. Dieser Prozess wird durch die spezifischen Qualitäten des Gruppensettings ermöglicht.

Der erste Punkt betrifft den *Einfluss der unmittelbaren Umgebung*. Unsere Emotionen, unser Verhalten, unsere Wahrnehmung und unser Denken werden vom sozialen Kontext beeinflusst. Was man von sich preisgibt, hängt vom jeweiligen Gegenüber ab. Kinder äußern gegenüber den Eltern Bedürfnisse, die sie unter Mitschülern nicht zugeben, und präsentieren sich vor Lehrpersonen anders als bei Geschwistern. Ist die Beziehung durch Vertrauen und eine gewisse Intimität geprägt, dann stehen Kinder und Jugendliche eher zu ihren verletzlichen Seiten. Umgekehrt manifestieren sich im Kontakt zu außerfamiliären Personen Eigenschaften, die im familiären Kontext und in der Einzeltherapie kaum auftauchen. Je nachdem, wie die Bedürfnisse maskiert sind, öffnet man sich oder schützt sich, indem man sich wehrt. In der Schule gesteht man nicht ein, dass es einem nicht gut geht, sondern ärgert die Lehrperson oder verweigert die Mitarbeit. Im Verhalten und Erleben der Kinder oder Jugendlichen spiegelt sich ihre jeweilige soziale Umgebung wider.

Im Gruppensetting erleben sich Kinder und Jugendliche deswegen anders als in der Schule oder im Einzelsetting. Gruppen lösen oft Fantasien aus, die Kinder oder Jugendliche im Einzelsetting oder in der Schule verbergen. Die Sprache verändert sich. Sie passt sich dem Jargon der Umgebung an. Das Gruppensetting lockert auch die Dependenzen gegenüber den Erwachsenen. Wenn sie sich unter sich wissen, dann halten sich Kinder und Jugendliche weniger zurück. Sie fühlen sich weniger beobachtet und folgen dem Gruppengroove. Aus all diesen Gründen unterscheidet sich das Verhalten vieler Kinder und Jugendlichen in einem Gruppensetting vom Eindruck, den sie in der Schule, jedoch oft auch im Einzelsetting oder zu Hause hinterlassen. Was geschieht, entwickelt sich aus dem Zusammentreffen mit Kollegen und Kolleginnen. Es brechen Motive durch, die sie sonst kaschieren. Sie selbst erfahren sich anders, weil sie sich als Mitglied eines Kollektivs erleben. Das eigene Temperament wird für sie spürbar und bei Jugendlichen entwickelt sich die persönliche Identität. Da sie in der Gruppe verschiedenste Persönlichkeiten antreffen, werden sie auch mit ihren persönlichen Grenzen konfrontiert. Zentral in der Gruppenarbeit sind darum die Reflexion und Bearbeitung des spontanen Verhaltens sowie die Gruppendynamik. Im Folgenden werden einige spezifische Herausforderungen der Gruppenarbeit beschrieben.

1.1.2 Die Qualitäten halbchaotischer Sitzungen bzw. der Gruppenpsychotherapie

„Todlangweilig!“, meint ein Mädchen schnippisch zu einem Jungen, als er mit seinen Erfolgen in Fortnite prahlt. Zwei Knaben haben unterdessen mit Kissen und zwei Stühlen eine Burg gebaut und sich darin versteckt. Sie wollen gefunden werden. Ein Mädchen ist beleidigt, weil ihre Kollegin behauptet, dass sie keine Freundinnen in der Schule habe. Vom zweiten Gruppenzimmer, dem Disco-Raum, ertönt derweil ein Schrei: Ein Junge hat sich eines Stockes bemächtigt und mimt einen Karatekämpfer, während ein anderer Junge am Hemd des Gruppenleiters zerrt: Er möchte ihm unbedingt etwas mitteilen.

Gruppentherapeutische Sitzungen verlaufen nicht immer ruhig und wohlorganisiert. Es kann laut und chaotisch werden. Eine Gruppe zu leiten, heißt darum, auf *Überraschungen* vorbereitet zu sein. Als Gruppenleiter oder Gruppenleiterin muss man herumrennen, schlichten, einschreiten, zureden, beruhigen, befehlen, erklären, erzählen, witzeln und hie und da Grenzen markieren und vor allem: ein Zusatzauge im Hinterkopf haben. Wenn man sich schließlich nach einer turbulenten Sitzung erschöpft ausruht, dann fragt man sich vielleicht: Wieso tut man sich das an?

Die Kinder oder Jugendlichen wie auch die Gruppenleitung werden mit einem Kollektiv konfrontiert. Dieses zeichnet sich durch eigene psychische Gesetzmäßigkeiten aus. Im Gegensatz zur Schule werden diese Gruppen nicht durch Regeln diszipliniert oder sind einer Pädagogik unterworfen. Therapeuten erleben deshalb Situationen, die sie stark fordern, ärgern und verunsichern können. Oft verliert man den Überblick und hat das Gefühl des Kontrollverlustes. Ein Kind rastet aus, weil es in einem Spiel verloren hat, ein Mädchen zerreißt einer Kollegin mutwillig ein Heft, oder ein Jugendlicher drückt bei Gruppenbeginn eine Zigarette am Hals eines Kollegen aus. Man wird Zeuge von Verhaltensweisen, die weder die betreffenden Kinder oder Jugendlichen noch die Eltern oder die Schule erwähnten.

Im Gegensatz zum Einzelsetting sind in der Gruppe mehrere Augenpaare auf die Kinder oder Jugendlichen gerichtet. Diese Situation beeinflusst das Verhalten und die Stimmung. Sie wähnen sich auf einer Bühne und präsentieren sich oft anders als in der Schule, zu Hause oder im Einzelsetting (Goffman, 2003). Sie ringen um eine Definition der eigenen Rolle im Rahmen der Gruppe. Für die Gruppenleitung ist darum aufschlussreich, wie sich die Mitglieder der Gruppe präsentieren und positionieren. Wie stellen sie sich vor, wie wollen sie gesehen werden, welche Geschichten erzählen sie von sich und welche Position streben sie an? In der Gruppe kann man Verhaltensweisen ausprobieren. Viele Kinder machen in den ersten Sitzungen einen schüchternen Eindruck, um sich in den anschließenden Sitzungen auszutoben, andere wirken zuerst abweisend, verhalten sich jedoch mit der Zeit kooperativ und kontaktfreudig, und wieder andere erzählen Geschichten, schneiden auf, um bei den Kollegen und Kolleginnen zu punkten.

1.1.3 Sprache: der Diskurs in der Gruppe

Die Kinder und Jugendlichen geben in der Gruppe mit der Zeit viel von sich preis. Sie teilen ihre Erlebnisse, ihre Probleme und Traumen. „Meine Lehrerin hasst mich!", klagt ein Mädchen, ein Junge meint, dass er immer Streitigkeiten unter Kollegen schlichtet. Für die Gruppenleitung ist es oft nicht einfach, zwischen effektiven Problemen, Erlebnissen, Prahlereien oder Fabulationen zu unterscheiden. Oft bestimmt die Gruppendynamik den möglichen Themenkreis. Bestimmte

Probleme oder Anschuldigungen rücken in den Vordergrund. Alle beklagen dann das Verhalten der Eltern oder unterstellen Lehrpersonen problematische Motive. Mit leiser Stimme schilderte zum Beispiel in einer Sitzung eine Teilnehmerin der Mädchengruppe, ihr Lehrer ignoriere sie, wenn sie ihre Hand hebe. Er habe sie außerdem von einem Schulausflug bewusst ausgeschlossen. Es sei jedoch höchst verdächtig, wie er sich verhalte, fügte sie maliziös hinzu. Er habe ihr nämlich anschließend persönliche SMS geschrieben und mit „liebste Grüße“ unterzeichnet! Die anderen Teilnehmerinnen der Mädchengruppe waren entsetzt und berichteten von ähnlichen Erlebnissen mit Lehrpersonen. Es war unklar, ob es sich dabei um Unterstellungen handelte. In einer Gruppe zur Förderung der sozialen Kompetenzen klagte ein Junge, dass er „den ganzen Haushalt schmeißen“ müsse, gar keine Freizeit habe und immer wieder zur Strafe in den Keller gesperrt werde.

In beiden Fällen fühlte sich die Gruppenleitung verständlicherweise aufgefordert, aktiv zu werden. Im ersten Fall nahm sie Kontakt mit der Schule auf und im zweiten thematisierte sie das Thema Strafe in den Gesprächen mit den Eltern. Beim „ungerechten Lehrer“ stellte sich heraus, dass er das Mädchen vom Schulausflug ausschloss, weil es sich wiederholt aus der Klassenkasse bedient hatte. Das Geld war für Ausflüge gesammelt worden. Eine SMS schrieb er ihr nach einem anderen Vorfall. Bei einer selbstständigen Gruppenarbeit verschwand sie, und niemand wusste, wo sie sich befand. Im Fall des Jungen konnten die Eltern überzeugend darstellen, dass er nicht den Haushalt schmeißen musste und sie ihn auch nicht in den Keller sperrten.

Bevor man aktiv wird, muss man bedenken, dass die Sprache nicht nur der Kommunikation dient, sondern auch der eigenen Positionierung (Bergstrom & West, 2020). Kinder und Jugendliche streben mit ihren eigenen Aussagen eine Position in der Gruppe an, suchen nach Aufmerksamkeit oder wollen von sich ablenken. Nicht alle Aussagen der Kinder oder Jugendlichen sollte man für bare Münze nehmen. Dem Gruppenleiter helfen in einer solchen Situation Vorinformationen. Er nimmt die Schilderungen der Kinder oder Jugendlichen ernst, gleicht sie jedoch mit den Informationen ab, die er vor Gruppenbeginn oder bei direkten Kontakten mit der Schule oder den Eltern bekommt.

1.1.4 Relativierung der Selbstdarstellung der Teilnehmenden

Kinder und Jugendliche neigen zu Selbsttäuschungen (Haidt, 2006, S. 69ff.). Wenn sie sich im Zentrum der Aufmerksamkeit wissen, dann sprechen sie oft mit einer anderen Zunge. Sie schützen sich, indem sie problematische Verhaltensweisen ausblenden, oder das Gegenteil, um aufzuschneiden. Wenn sie diese ausblenden, dann suchen sie die Ursachen von Vorfällen in ihrer Umgebung, auch wenn sie realisieren, dass sie nicht ganz unschuldig sind. In vielen Gruppen entwickelt sich die Regel, die eigene Unschuld zu betonen und sich als Opfer oder Held zu präsentieren. Aus dem gleichen Grund löschen auch viele Kinder oder Jugendliche Erlebnisse, die ihnen peinlich sind, während Gruppensitzungen aus ihrem Gedächtnis. Das Bild von sich, das sie in der Gruppe präsentieren, spiegelt dann nicht ihre Persönlichkeit wider, sondern die Art, wie man sich in der Gruppe darstellen muss.

Die Taten und Ereignisse, über die Kinder und Jugendliche berichten, sind vielleicht nicht wahr, doch sie enthalten wertvolle Hinweise auf die Themen und Anliegen, die die Teilnehmenden mit der Gruppe assoziieren. Sie verraten die psychische Grundhaltung, die in der Gruppe dominiert. Ist die Opferrolle populär? Will man sich als Rebell inszenieren oder als Naseweis? Die Dynamik einer Gruppe kann auch zur Folge haben, dass nur über bestimmte von der Gesamtgruppe akzeptierte Themen gesprochen wird.

1.1.5 Multiple Kontakte als Ressource

Gruppenpsychotherapien bieten den Teilnehmenden *multiple Kontakte*. Das Kind oder der Jugendliche richtet sich nicht nur auf ein Gegenüber aus, sondern hat die Möglichkeit, zwischen verschiedenen Persönlichkeiten zu wählen. Interessant ist, bei wem ein Kind andockt, welche Kontakte es meidet und bei wem es zu Spannungen kommt. In der Art, wie ein Kind oder Jugendlicher auf die anderen Mitglieder reagiert, zeigt sich seine Fähigkeit, mit Diversität umzugehen. In größeren Gruppen treffen die Mitglieder mit Sicherheit auf Charaktere, die ihnen nicht entsprechen. Wie reagiert er oder sie? Verhält er oder sie sich pragmatisch? Drückt sie oder er die Ablehnung direkt aus oder hält sich zurück? In der Art der Kontaktnahme zeigen sich die sozialen Kompetenzen des Kindes oder Jugendlichen. Nach meinen Erfahrungen stimmen die Beobachtungen der Gruppenleiter auch meistens überein mit den Schilderungen der Lehrpersonen. Mit wem ein Kind oder Jugendlicher Kontakt aufnimmt oder streitet, ist ein Hinweis auf tiefere Motive. Die multiplen Kontakte sind darum eine wertvolle Ressource für die Gruppenarbeit: Für die Gruppenleitung ist es aufschlussreich, wie die Beziehungen verlaufen, wie sich Koalitionen bilden und wo es zu Spannungen kommt.

1.1.6 Übertragungen

Interessant sind auch die *Übertragungen,* die die Kinder oder Jugendlichen entwickeln. Damit sind Besetzungen von Beziehungen aus Elementen der Vergangenheit gemeint. Verdrängte Affekte, Gefühle, Erwartungen und Wünsche werden auf neue soziale Beziehungen übertragen und reaktiviert. Sie zeigen sich in den Fantasien, die die Kinder oder Jugendlichen über sich und ihre Gruppenkollegen und -kolleginnen entwickeln. Die Rollen, die sie sich gegenseitig in den Imaginationsreisen und im Spiel zuweisen, enthalten Hinweise auf mögliche Projektionen oder die Auslagerungen von unbewussten Themen. Die Kinder oder Jugendlichen besetzen die Kontakte zu anderen Gruppenmitgliedern oder den Gruppenleitern mit Bedeutungen aus ihrer persönlichen Geschichte. Ein Junge sucht in einem Gruppenleiter eine Vaterfigur, ein Mädchen erhebt ein Gruppenmitglied zur „besten Freundin“ oder ein Gruppenmitglied wird spontan von einem Kind abgelehnt. Projektionen betreffen aber nicht nur die Kontakte innerhalb der Gruppe, sondern auch die Gruppe an sich. Gruppen entwickeln eine Vorstellung, wer sie sind (Anzieu, 1999). Die Gruppe wird zu einem Projektionsträger. Die Gruppenteilnehmenden schreiben ihrer Gruppe Eigenschaften und eine Geschichte zu, wobei die Vorstellungen sehr verschieden sein können. Manche Kinder sehen in der Gruppe einen Familienersatz. Der Gruppenleiter und die Gruppenleiterin repräsentieren die Eltern. Die Kinder suchen dann Nähe, regredieren und buhlen um die Aufmerksamkeit der Gruppenleitung. Übertragungen können jedoch dazu führen, dass gewisse Events oder Themen systematisch ausgeblendet oder hervorgehoben werden.[7]

Das Profil, das sich die Gruppe gibt, spiegelt psychische Bedürfnisse wider. Die Kinder und Jugendlichen projizieren in die Gruppe Eigenschaften und Ereignisse, die sie in ihrem Leben vermissen oder verdrängen. Häufig empfinden sich die Kinder oder Jugendlichen auch als verschworene Clique. Sie erleben sich als kleine Rebellen, die Geheimnisse teilen und frech sind. Die Abgrenzung von den Erwachsenen wird inszeniert. Eine Gruppe von Bad Boys gab sich beispielsweise einen Heldenstatus und verklärte ihre Taten.

---

7 Zu den Gefahren der Übertragung und Gegenübertragung siehe: Rubner & Rubner, (1982).

1.1.7 Konflikte

Konflikte sind ein wichtiges Element der Gruppenarbeit. Damit sind Streitigkeiten, Unverträglichkeiten und Dissonanzen gemeint, die sich in Wutausbrüchen, heftigen Diskussionen und dem Gefühl ausdrücken, nicht verstanden zu werden und den „größten Idioten der westlichen Hemisphäre" vor sich zu haben. Konflikte gilt es von Herausforderungen zu unterscheiden. Sowohl bei Herausforderungen wie auch Konflikten sind wir angespannt, aufgeregt und oft besorgt. Wir nehmen eine Kampfstellung ein.

In der Gruppenarbeit gibt es unzählige Situationen, die uns herausfordern: Kinder weichen uns aus, sind frech, schummeln oder verweigern die Kooperation. Als Gruppenleiter oder Gruppenleiterin muss man sich dann zusätzlich anstrengen, konzentrieren. Die Aktionen oder Reaktionen bei Herausforderungen orientieren sich an professionellen Vorgaben. Man beruhigt ein aggressives Kind durch besänftigende Worte, bricht ein Spiel ab, das auszuarten droht, oder setzt zwei Gruppenteilnehmende auseinander.

Konflikte sind eine Spur intensiver. Sie fordern uns auch *innerlich* heraus. Während wir bei herausfordernden Situationen unseren professionellen Habitus beibehalten, drohen wir bei Konflikten unsere Maske zu verlieren. Wir dekompensieren. Die Nerven liegen blank, man verwünscht innerlich das betreffende Kind oder den Jugendlichen und ist enttäuscht. Wir sind nicht nur emotionalisiert, sondern oft auch aggressiv, verzweifelt, ratlos und schalten den Tunnelblick ein. Es kommt zu einer Wahrnehmungsverengung. Wir sehen und denken nur noch an den Konflikt. Oft sind wir persönlich betroffen. Ein Jugendlicher spuckt einem ins Gesicht, ein anderer zerreißt einem die neue Jacke oder entwendet Geld aus dem Portemonnaie. Konflikte sind unangenehm. Wir wollen sie nicht. Sie können jedoch auch einen Wendepunkt einleiten. Die Demaskierung bringt Persönlichkeitseigenschaften zum Vorschein, die wir sonst verbergen. Schwächen und Komplexe werden einem selbst und auch der Umgebung bewusst, was jedoch nicht immer schlecht ist. Man merkt zum Beispiel, dass einem das Schicksal eines Kindes oder Jugendlichen wirklich am Herzen liegt. Das Kind oder der Jugendliche kommt einem näher.

Als Gruppenleiter ist man jedoch in konflikthaften Situationen oft überzeugt, dass das betreffende Gruppenmitglied zu weit gegangen ist, zu aggressiv oder gemein zu anderen Mitgliedern war, und überlegt sich, ob der oder die Betreffende aus der Gruppe ausgeschlossen werden sollte. Dies kann in seltenen Fällen auch notwendig sein, Gruppenausschluss sollte jedoch die Ultima Ratio bleiben, denn oft manifestiert sich im Konflikt ein Verhalten oder eine Eigenschaft, die vorher verborgen blieb, aber für die therapeutische Arbeit wichtig ist.

Konflikte bringen uns auseinander, sie können uns einander jedoch auch näherbringen. Man begegnet sich auf einer tieferen seelischen Ebene. Im Fehlverhalten drücken sich Eigenschaften aus, die bisher wenig respektiert oder erkannt wurden. Gruppenpsychotherapien eröffnen die Chance, eine solche Seite der Persönlichkeit zu integrieren. Es wird etwa überlegt, ob die Energie, die in einem aggressiven Ausbruch zum Vorschein kam, anders gelebt werden kann. Verbalinjurien weisen möglicherweise auf die Fähigkeit hin, sich über die Sprache in ein Kollektiv einzubringen. Es gilt nun dem betreffenden Kind oder Jugendlichen zu helfen, dies auf eine verträglichere Weise zu tun.

Persönliche Schwächen oder problematisches Verhalten im Gruppensetting anzusprechen und zu reflektieren, ist wichtig. Dies ist jedoch für das betreffende Kind oft beschämend. Die Schwäche oder problematische Eigenschaft wird spontan nicht eingestanden, denn das Erste, was man in einem Konflikt rettet, ist ja die eigene Unschuld. Dies geht sowohl den Kindern und Jugendlichen so als auch den Gruppenleitern. Letztere spüren den Widerstand und möchten keine Risiken eingehen. Man möchte das Vertrauensverhältnis, das man zum Kind oder Jugendlichen aufgebaut hat, nicht gefährden und vermeidet darum ein direktes Ansprechen des Problems. Da Kinder und Jugendliche fast immer überzeugt sind, dass sie „nichts dafür" können, ist es als Gruppenleiter meist schwer, eine Einflussschneise zu finden und andere Strategien einzusetzen. In Therapien werden aus diesem Grund *indirekte* Mittel eingesetzt wie Zeichnen, Malen, das Theaterspiel und das Sandspiel.

Im Mythodrama arbeitet man mit Geschichten, dem Spiel und der Imagination, wie ich später in diesem Buch darstelle. Das Mythodrama ist ein Weg, problematische Verhaltensweisen oder Eigenschaften anzusprechen, *ohne* das Selbstbild des Kindes oder Jugendlichen infrage zu stellen oder es zu beschämen. Man thematisiert die problematische Verhaltensweise, ohne das Kind zu verletzen.

1.1.8 Schatteninhalte durch Konflikte und Ärger erschließen

Konflikte konfrontierten uns mit unserem *Schatten*. Darunter verstehe ich hier Persönlichkeitsanteile, die wir nicht in unserem Selbstbild aufführen, die uns jedoch trotzdem verfolgen. Es handelt sich um *unbewusste Persönlichkeitsteile,* die das Verhalten, die Wahrnehmung und die Emotionen steuern. Es geht um Motive, Strategien, Beeinflussungen und Traumen, die wir nicht wahrhaben wollen, die jedoch auf uns einwirken. Sie beeinflussen unser Denken und Handeln, ohne dass wir es realisieren. Sie sind uns nicht bewusst, weil sie nicht in unser Weltbild passen, uns peinlich sind und unseren Werten widersprechen. Wir schämen uns für sie oder haben sie nicht erkannt (siehe Jung, 1950). Wir haben zum Beispiel das Gefühl, wir könnten gut zuhören und anderen helfen. Wir suchen anschließend in unserem Leben nach Beweisen für diese Eigenschaft und erinnern uns beispielsweise an ein Gespräch mit einer Kollegin. Zwei Stunden hat man gemäß eigener Überzeugung aufmerksam zugehört. Wir realisieren jedoch nicht, dass wir das Gespräch dominierten, vor allem die *eigene* Beziehungsgeschichte ein Thema war und die Kollegin kaum zu Wort kam. Wir interpretieren unser Verhalten und unsere Erlebnisse nach den Erwartungen an uns selbst. Die Folge: Der Schatteninhalt bleibt uns verborgen. Dies ist meistens kein Problem, da die Umgebung bei diesem Täuschungsmanöver mitmacht. So gibt uns die Kollegin wahrscheinlich kein Feedback und wir bleiben bei unserer Überzeugung.

Bei den Schatteninhalten handelt es sich oft um negativ besetzte Eigenschaften. Wir verdrängen, dass wir ein Kontrollfreak, geizig, egoman, machtgierig oder narzisstisch sind. Bei Konflikten funktioniert diese Selbsttäuschung jedoch nicht mehr. Der jeweilige Schatteninhalte tritt an die Oberfläche und wird für die Umgebung zu einem Problem. Wieso schummelt er? Wieso fällt sie Kolleginnen in den Rücken? Denkt er eigentlich nur an sich? Die hässlichen Persönlichkeitseigenschaften werden zu einem Thema. Schatteninhalte können jedoch auch positiv sein. Wir verhalten uns vielleicht empathischer, sozialer, angepasster und origineller, als es uns bewusst ist. Auch diese treten oft erst in einem Konflikt zutage. Wenn wir im besonnenen Normalzustand sind, dann verdrängen oder neutralisieren wir unsere Schatteneigenschaft. In Konflikten bricht unsere Abwehr zusammen und kommen dadurch Schatteneigenschaften zum Vorschein. Wir werden mit unseren Beschränkungen konfrontiert.

Konflikte sind ein Kernelement der Gruppenarbeit. Statt die Kinder oder Jugendlichen auszuschließen oder Maßregelungen zu beschließen, wird versucht, Konflikte durchzuarbeiten, die Ursachen und verdrängte Inhalte zu erkennen und dem Betreffenden oder der Betreffenden zu helfen, einen Umgang mit sich zu finden. Konflikte sind eine Chance, in die Tiefe der eigenen Seele zu schauen und einen Neuanfang zu machen.

Nicht immer braucht es jedoch einen handfesten Konflikt. Oft genügen Irritationen: kleine Vorkommnisse, die einem auffallen oder die einen ärgern. Sie sind möglicherweise ein Hinweis auf verdrängte Schatteninhalte. Worüber wir uns ärgern, hat allerdings meist mit uns selbst zu tun. Eine Jugendliche der Mädchengruppe echauffierte sich regelmäßig über eine Kollegin, die schlecht über ihre Mitmenschen redete. An fast jeder Gruppensitzung fiel sie über dieses „Miststück" her. Erst mit der Zeit realisierten sie und wir, dass auch sie diese Eigenschaft hatte. Sie musste über Kollegen und Kolleginnen herfallen, damit sie sich emotional von ihnen distanzieren konnte und nicht mit ihrem entsprechenden Schatteninhalt zu tun hatte. Sie projizierte ihn auf ihre Umgebung.

Damit eine Gruppenpsychotherapie zu einem Erfolg führt, muss der *Schatten* mitgedacht werden. Schattenmotive sind jedoch meistens nicht der einzige Grund für eine auffällige Verhaltensweise oder für Entscheidungen. Wenn wir etwas sagen oder machen, dann ist dies oft auf verschiedene Motive zurückzuführen. Wenn wir unsere Schattenanteile ausblenden, droht die subjektive Einschätzung von uns selbst jedoch einseitig zu werden. Jeder Therapeut und jede Therapeutin braucht darum auch ein Quäntchen schopenhauerischer Misanthropie, um erfolgreich zu sein.

1.1.9 Die Außenwelt schaut zu

In Mythodramasitzungen stellt der Leiter *Außenbezüge* her. Er bringt gegenüber einem Kind oder Jugendlichen ein, was er von Lehrpersonen, den Eltern, der Polizei oder der Kinder- und Erwachsenenschutzbehörde (KESB) als Informationen bekommen hat. Außeninformationen von Drittpersonen werden also bewusst eingebracht, hierin besteht der Gegensatz zu den meisten Einzeltherapien. Ein Grund dieses Vorgehens ist, dem Kind und Jugendlichen bewusst zu machen, dass der Therapeut nicht nur ihnen, sondern auch Personen ihrer Umgebung verpflichtet ist. Die Außenwelt ist mit von der Partie. Auch die anderen Gruppenmitglieder erfahren, was die Eltern oder die Schule ihrer Kollegen und Kolleginnen als Problem betrachten. Wichtig ist jedoch: Diese Außensichten werden vom Therapeuten nicht einfach übernommen, sondern auch hinterfragt.

Die Dissoziation eigener Schatteninhalte ist der Grund, warum im Mythodrama das soziale Umfeld der Patienten oder Gruppenteilnehmenden miteinbezogen wird. Die Vorfälle und Probleme der Teilnehmer und Teilnehmerinnen werden rekapituliert, weil sich in ihnen oft Persönlichkeitsanteile äußern, die in ihrem Selbstbild nicht enthalten sind. Das Einbringen der Informationen der Außeninstanzen ist ein erster Schritt bei der Aufarbeitung der Schatteninhalte. Die Gruppenleiter signalisieren so, dass ihnen der *Realitätsbezug* wichtig ist. Es geht jedoch nicht um Wahrheitssuche und eine kriminalistische Aufarbeitung des Geschehens, vielmehr enthalten Außenberichte oft Elemente, die den Selbstbeschreibungen der Teilnehmenden widersprechen. Sie werden vom betreffenden Kind oder Jugendlichen entschieden bestritten: „Es stimmt gar nicht, dass ich ihm den Stinkefinger gezeigt habe!“ Die Vehemenz der Antwort kann ein Hinweis sein, dass die Beziehung des Kindes zum Adressaten der obszönen Geste emotional besetzt ist und sich vielleicht ein Thema, Erlebnis oder Wunsch dahinter verbirgt. Möglicherweise ein Schatteninhalt, der aus Scham oder um das Selbstbild zu bewahren versteckt wird. Vorwürfe, Analysen, Abklärungen, Kolportagen, Unterstellungen und Beschuldigungen von Bezugspersonen und Außeninstanzen können darum als Annäherungsversuche an die Schatteninhalte des Kindes oder Jugendlichen verstanden werden.

1.2 Grundlage der mythodramatischen Gruppentherapie

Die Mitglieder der Gruppe erleben sich als Schicksalsgemeinschaft. Sie können ihre Sorgen *teilen*. Sie realisieren, dass es auch andere Kinder gibt, die unter einem alkoholkranken Vater oder der Scheidung der Eltern leiden oder in eine Gewaltszene hineingerutscht sind. An den Gruppensitzungen kann man mit seinesgleichen über Erlebnisse reden und Bewältigungsstrategien diskutieren. Abmachungen werden nicht nur dem Gruppenleiter gegenüber abgegeben, sondern auch gegenüber den Leidensgenossen.

Das Mythodrama, wie ich es in diesem Buch beschreibe, hat zum Ziel, Kindern oder Jugendlichen bei der Bewältigung ihrer Probleme mit der Umwelt oder sich selbst beizustehen. Von der Leitung hängt es ab, ob die Gruppenerfahrung ihnen weiterhilft. Die Leitung hat sich nicht nur um die Gesamtgruppe zu kümmern, sondern auch um die Sorgen der einzelnen Kinder oder Jugendlichen. Meistens identifiziert sie Ereignisse in der Umgebung oder in der Vergangenheit, die dem Jungen oder Mädchen nicht gutgetan haben. Es handelt sich um Geschehnisse oder Situationen, die einen pathologisierenden Einfluss auf die Entwicklung des Kindes oder Jugendlichen hatten. Der Knabe leidet unter der Scheidung der Eltern oder unter einem Trauma während seiner Flucht in die Schweiz.

Wir alle, doch vor allem wir Psychotherapeuten, neigen dazu, uns auf Ereignisse und Situationen zu konzentrieren, die auffällig, komisch, bizarr, außergewöhnlich oder amoralisch sind. Es handelt sich also um *retrograd konstruierte Zusammenhänge*. Wir identifizieren problematische Situationen und Beziehungen aufgrund von Leitvorstellungen, wie ein Leben oder eine Umgebung idealerweise aussehen sollte. Wir orientieren uns an Normalitätsvorstellungen (Rose, 2015). Finden wir etwas, das von unserer Vorstellung abweicht, dann sehen wir darin eine mögliche Ursache für die konflikthafte Situation: Der Jugendliche wäre nicht gewalttätig, wenn sein Vater die Familie nicht verlassen hätte oder der Hof, in dem die Familie lebte, nicht abgebrannt wäre.

Diese Vorgehensweise impliziert, dass die Störung oder das Problem eventuell nicht vorhanden wäre, wenn die damaligen Umstände *anders gewesen* wären oder ein bestimmtes Ereignis *nicht geschehen* wäre. Wenn das Kind nicht misshandelt oder mehr geliebt worden wäre, dann wäre es heute selbstsicher und weniger aggressiv. Wir orientieren uns an Bezügen, die nicht überprüfbar sind, jedoch plausibel klingen. Wir stellen Zusammenhänge her auf der Grundlage unseres professionellen Wissens, jedoch auch aufgrund aktueller Zeitgeistdiagnosen. Unsere Überlegungen spiegeln kollektiv akzeptierte Erklärungsmuster wider. Was unter Kollegen, in unserer Profession, in Fachzeitschriften, auf Kongressen und in Talkshows abgehandelt wird, wird als Erklärungsmuster herangezogen.

Aufgrund der oben beschriebenen multiplen Zusammenhänge ist Objektivität im streng empirischen Sinn in der Psychotherapie jedoch nicht möglich. Es gibt zu viele nicht empirisch überprüfbare Ursachen und Zusammenhänge. Psychotherapie operiert zudem immer auch mit Zeitgeistthemen und lässt sich von Modeströmungen beeinflussen. Nachdem der Roman „Sybil" (Schreiber, 1973) über multiple Persönlichkeitsstörungen erschienen war und ein sensationeller Erfolg wurde, erkannten Hunderte von Therapeuten diese Störung in ihren Patienten, ebenso sorgte die Analyse von Alice Miller (1979) über das „Drama des begabten Kindes" für Furore und wurde anschließend als Erklärungsmuster in unzähligen Therapien zitiert. Aktuell sind es vielleicht Diagnosen wie die Autismus-Spektrum-Diagnose, Borderline, ADHS, Burn-out oder sexueller Missbrauch in der frühen Kindheit (Frances, 2013). Kennzeichen dieser Diagnosen ist jedoch auch, dass sie Tausende von Patienten, ob Kind oder Erwachsener, überzeugen und weiterhelfen. Dank der Diagnose sind sie bereit, an sich zu arbeiten.

Archetypische Gruppenpsychotherapie

Im Mythodrama geht man jedoch davon aus, dass wir nicht nur das Produkt unserer Biografie und sozialen Umgebung sind, sondern auch von endogenen Eigenschaften, Motiven und Fantasien. Sie sind als Disposition in uns angelegt und streben nach Verwirklichung. Es geht um Einstellungen, Interessen und Strategien, die uns in den Schoß gelegt und dann von der Kultur überformt werden. Unser persönliches Profil zeichnet sich durch spezifische Ansprüche, Talente, Schwächen und ein Temperament aus, die wir nicht auf Prägungen und Enkulturation zurückführen können. Die Folge ist, dass es uns zu Themen hinzieht, die oft *nicht* in unserer Biografie oder sozialen Umgebung vorzufinden sind. Wir wollen die Grenzen unserer sozialen und geistigen Welt überwinden und das *ganz Andere* kennenlernen.

Die analytische Psychologie C. G. Jungs spricht in diesem Zusammenhang vom *Selbst* als einem Zentrum des persönlichen Seins, das Ziele jenseits unserer bewussten Welt beeinflusst (siehe Guggenbühl, 2016). Es gestaltet Szenerien und setzt Zielvorgaben, ohne dass wir es realisieren. Wir sind darum nicht nur Opfer unseres Schicksals oder Spielball der Umstände, sondern manipulieren unsere Umgebung, wählen Beeinflussungen aus und gestalten Beziehungen, um unseren inhärenten Lebensplan zu verwirklichen. Aus medizinisch-naturwissenschaftlicher Perspektive handelt es sich um genetische Strukturen, die in bestimmen Kontexten und bei äußeren Herausforderungen aktiviert werden. Diese genetischen Vorgaben umreißen unseren jeweiligen Erfahrungs- und Erlebnisbereich. Wir neigen deswegen auch zu Verhaltensweisen, die sich nicht als Folge einer äußeren Einwirkung, der Erziehung oder gesellschaftlicher Erwartungen erklären lassen. Wir nehmen sie als ein Streben nach Zielen, Erlebnissen und Erfahrungen außerhalb unseres sozialen Milieus wahr. Es geht um Wünsche und Ambitionen, die sich nicht von unserem Milieu ableiten lassen (siehe dazu Guggenbühl, 2001).

Bei Kindern und Jugendlichen äußert sich dieses Streben über *kollektive Traumgestalten*. Sie schwärmen von Figuren, die sich von ihrem Leben und ihrem Milieu abheben. Kleinere Kinder schwärmen vom Indianerbub Jakari oder anderen Comicfiguren. Pippi Langstrumpf bleibt ein Star bei älteren Kindern, und natürlich bietet die Gamewelt Helden, Bösewichte und Abenteurer an, mit denen man sich identifizieren kann. In „Game of Thrones" versetzen sich Tausende von Jugendlichen in die mittelalterliche Fantasiewelt der Westeros und Essos. Sie begeistern sich für Szenarien, die kaum von der Schule vermittelt werden und sicher nicht ihren aktuellen Lebenswelten entsprechen. Sie träumen davon, eine Youtube-Berühmtheit, ein Fußballstar oder Tennisstar, eine erfolgreiche Influencerin oder ein umschwärmter Musiker zu werden. Sie schwärmen dafür, obwohl sie wissen, dass es sehr unwahrscheinlich ist, dass sie die entsprechende Rolle einnehmen werden. Mental folgen sie surrealen Vorgaben.

Das Schwärmen für diese Figuren und Handlungen drückt jedoch ein Streben nach Andersartigkeit aus und hebt sich oft von Milieuvorgaben und biografischen Restriktionen ab. In diesem Bedürfnis nach Fiktionen, die das eigene Dasein sprengen und Kinder und Jugendliche mental in eine andere Welt transportieren, äußert sich ein *Hinzustreben*. Sie setzen sich Ziele, die über ihre Umgebung hinausreichen (vgl. Suddendorf, 2013).[8] Vor allem während der Adoleszenz suchen

8 Diese Eigenschaft unterscheidet gemäß Thomas Suddendorf den Menschen von Tieren. Wir werden durch mentale Vorstellungen energetisiert, die nichts mit unserer Umgebung zu tun haben. Siehe Suddendorf (2013)

sie ihre Umgebung nach Figuren ab, die Ausbruch signalisieren. Früher waren es Vorstellungen vom Befreiungskämpfer Che Guevara, romantische Vorstellungen der kubanischen Revolution oder das Leben der Indianer. In diesen Ausbruchsfantasien äußert sich ein Selbstverwirklichungsdrang. Ein Streben nach Zielen außerhalb offizieller Curricula und einem Leben, das das Dasein übersteigt. Oft wird die Verwirklichung auf verbotene Tätigkeiten projiziert. Was nicht erlaubt ist, verspricht Andersartigkeit, sei dies Kiffen, intensives Gamen oder Gewalt (siehe dazu Guggenbühl, 1993).

In der jungschen Terminologie wird die Beeinflussung der Einzelpsyche durch unbewusste kollektive Vorgaben mit dem Begriff *Archetypen* beschrieben. Es handelt sich um unbewusst aufdrängende „Verhaltensschablonen“, seelische Strukturelemente, die sich uns in der jeweiligen kulturellen Verkleidung präsentieren. Wir können sie als seelische Determinanten verstehen, die uns zusätzlich zu unseren persönlichen Prägungen beeinflussen.

Archetypen üben ihre Macht nicht explizit aus, sondern setzen eine *Symbolsprache* ein. Sie sind also immer nur indirekt erfassbar. Was eine Kultur an Elementen, Geschichten und Bildern entwickelt, erhält durch die seelischen Determinanten eine zusätzliche Qualität. Sie werden durch seelische Inhalte besetzt. Die betreffenden Gegenstände und Bilder wirken sich dadurch auf unsere Psychoemotionalität und unser Denken aus. Unsere Handlungen, Empfindungen und Entscheide sind darum meistens nicht eine Folge rationaler Überlegungen, sondern der archetypischen Dramatik, der wir ausgesetzt sind.

Oft bringt sich ein Urmotiv ein, steuert unser Verhalten und beeinflusst unsere Wahrnehmung. Das Motiv drückt sich in der Symbolsprache der jeweiligen Kultur aus. Ein Beispiel ist das Auto. Nicht nur in der Wirtschaft, sondern auch im privaten Leben nimmt das Auto eine zentrale Stellung ein. Knaben schwärmen von Autos und für Jugendliche ist ein cooler Wagen eines der wichtigsten Lebensziele. Wir verwandeln uns, sobald wir hinter dem Steuer des eigenen Wagens sitzen und sind bereit, Unsummen für ein eigenes Gefährt auszugeben. Oder wir tun das Gegenteil: Wir bekämpfen den Verkehr. Nüchtern betrachtet handelt es sich beim Auto lediglich um ein technisches Vehikel, das uns rascher von A nach B bringt, eine Weiterentwicklung der Kutsche. Die Faszination, der Siegeszug und die Ablehnung des Autos erklären sich jedoch nur aus der psychologischen Bedeutung. Automobile stehen für Status, Macht und spiegeln Lebensphasen wider. Gesellschaftliche Bedeutung signalisiert man durch einen Mercedes Benz S-Klasse, wer einen Combi fährt, outet sich als Familienmensch, und Sportwagenbesitzer sind noch auf der Jagd. Man kauft sich dieses Auto wegen dem, was es symbolisiert. Um sich bequem fortzubewegen, würde irgendein günstiges Auto reichen.

Der Siegeszug des Autos beruht jedoch auf einer grundlegenden Doppelbedeutung. Autos stehen nicht nur für Progression, sondern auch für Regression: Man nimmt seinen privaten Raum mit sich, zieht sich in einen embryonalen Urzustand zurück, während man die Welt erobert. Solche symbolischen Bedeutungen erklären die ungebrochene Faszination für Autos. Wie Parzival erforscht man die Welt und bleibt gleichzeitig mit der Mutter verbunden. Kaum ein Autokäufer wird jedoch diese Beweggründe angeben, wenn er ein Auto wählt. Stattdessen spricht man von Öko-Punkten, achtet auf die Innenausstattung, die Form und arbiträre Qualitäten wie den Ton, wenn man eine Türe schließt.

Archetypen spiegeln sich in *Mythologien* wider. In diesen Geschichten, die von Kollektiven entwickelt und gelebt werden, stellen sich Dramen dar, die einen universellen Charakter haben. Sie verraten Motive und Dynamiken, die jenseits unseres kulturellen Denkhorizonts und des Zeitgeists auf uns einwirken. Mythologien operieren mit Symbolen. In ihnen spiegeln sich unsere seelischen Bedürfnisse, unser Schatten, Gefahren, Beziehungsdynamiken und Motive wider (Hillman, 1994). Sie werden von Generation zu Generation weitergegeben und in kontemporären Geschichten repliziert (Midglay, 2004). In dem Interesse von Kindern und Jugendlichen an Traumgestalten in einer ganz anderen Welt äußert sich der Wunsch nach Teilhabe an diesen paradigmatischen Erzählungen (Guggenbühl, 1998a).

Ein Beispiel ist die Filmindustrie. Hollywood ist unter anderem deswegen weltweit erfolgreich, weil viele Scriptwriter sich von der archetypischen Psychologie Joseph Campbells und von seiner Darstellung der Heldenreise mit ihren verschiedenen Phasen und Gestalten inspirieren und beeinflussen ließen.[9] Archetypische Geschichten beeindrucken nicht nur immer wieder, sie befreien uns auch kurzfristig von den kulturell auferlegten Restriktionen. Der Wahrnehmungs- und Denkraum erweitert sich, wir fantasieren uns in andere Welten und Zeiten. Wir identifizieren Rollen, die wir uns nicht zutrauen. Wir entdecken Kräfte in uns, die helfen, Herausforderungen und Probleme zu bewältigen. In uns schlummernde, doch im eigenen Lebensraum nicht akzeptierte Motive und Wünsche erhalten eine Sprache.[10] Dies ist der Grund, wieso wir im Mythodrama mit Geschichten ar-

---

9 Scriptwriter für die Filme „The Lion King", „Star Wars", „The Full Monty", „Sleepless in Seattle" u. a. berufen sich auf die Anleitung von Vogler (1998). Das Buch beruht auf dem Werk von Joseph Campbell (1949). Siehe auch McKee (1997)

10 Dies bedeutet jedoch nicht, dass unsere Moral zusammenbricht und wir Regeln nicht mehr respektieren, wie oft befürchtet wird. Im Gegenteil: Wenn wir unbewussten und von unserer Umgebung negierten Motiven eine Sprache geben, können wir uns auch moralisch mit ihnen auseinandersetzen. Fantasien muss man nicht zwingend ausleben, sie helfen uns jedoch, unser Inneres zu verstehen und negative Dynamiken zu verhindern.

beiten. Wenn Kinder oder Jugendliche mit Problemen kämpfen, depressiv oder rastlos sind, den Schulunterricht schwänzen, zu extremen Freizeittätigkeiten neigen oder nicht mehr weiterwissen, dann hilft es, die eigene kulturelle Brille abzulegen und Fantasien zu entwickeln, die über den eigenen schulisch-familiären Lebensraum hinausreichen. Geschichten sind eine Möglichkeit, das Leben und sich selbst in seiner ganzen archetypischen Breite zu verstehen. Man realisiert, dass es mehr gibt, als die eigene Umgebung suggeriert. Das Mythodrama versucht, den eigenen Denkraum durch den Einsatz von Geschichten und der Imagination zu erweitern. Auf diese Weise wird das Kind oder der Jugendliche von internalisierten Vorgaben befreit und kann sich auch Ungewöhnliches vorstellen. Fantasien erhöhen die Kreativität und die Wahrscheinlichkeit, Lösungen zu finden. Im Mythodrama werden jedoch nicht nur Mythologien der Antike oder anderer Völker eingesetzt, sondern auch kontemporäre Geschichten aus Filmen oder der Literatur, die vom Ungewöhnlichen leben, kulturelle Codes sprengen und oft fast mythischen Charakter haben. In der Literatur können das Figuren wie „Der Fänger im Roggen“ (Salinger, 1951) oder in Filmen Figuren wie in „Denn sie wissen nicht, was sie tun“ sein.[11]

11 US-amerikanischer Spielfilm mit dem Originaltitel „Rebel Without a Cause“ (1955) von Nicholas Rey mit James Dean in der Hauptrolle.

2
Phase eins: die Inszenierung der Gemeinschaft

Zusammenfassung

Mythodramatische Gruppen sind eine wertvolle Möglichkeit, Kindern oder Jugendlichen zu helfen, eigene Ressourcen zu aktivieren, um Probleme und Herausforderungen zu bewältigen. Geschichten werden eingesetzt, um ihren Denkraum zu erweitern, sodass sie selbst Ideen entwickeln, wie sie sich helfen und gegenseitig unterstützen. In diesem Kapitel werden die Überlegungen, Maßnahmen und Vorbereitungen beschrieben, an die bei der Einrichtung einer mythodramatischen Gruppe gedacht werden muss. Dazu gehören auch die Vorurteile von Eltern und auch Kindern und Jugendlichen gegenüber einer Psychotherapie, die man sich vergegenwärtigen muss. Es wird aufgezeigt, wie man als Gruppenpsychotherapeut gegenüber Eltern und in der Öffentlichkeit auftritt, die eigene Arbeit erklärt und den Kontakt zu Außeninstanzen gestaltet. Kritisch betrachtet wird die Rolle der Diagnosen und Abklärungsberichte, die man als Gruppenleiter erhält. Es wird aufgezeigt, welche Schlussfolgerungen man aus ihnen ziehen kann und welches ihre Bedeutung für die Gruppenarbeit ist. Schlussendlich wird die Vorgehensweise bei den Vorgesprächen mit Kindern und Eltern erläutert und die erste Phase einer mythodramatischen Sitzung beschrieben.

Neue Ideen kommen uns oft nicht im stillen Kämmerlein, alleine am Schreibtisch oder vor dem Bildschirm, sondern als Reaktion auf eine ungewöhnliche Beobachtung oder ein außerordentliches Ereignis. Wir erleben etwas, das uns irritiert, erstaunt oder nicht in das eigene Denkschema passt. Wir strengen uns automatisch an – und schalten den eigenen Denkapparat ein. So geschah es mir beim

Mythodrama. Die Idee, eine Gruppentherapie zu entwickeln, in der man mit Geschichten arbeitet, entstand, als ich von Kollegen, Psychotherapeuten, Kinderpsychiatern, Lehrpersonen, Erziehungsberatern und Sozialarbeitern als Schulpsychologe hörte, dass viele Kinder oder Jugendliche trotz persönlicher Schwierigkeiten nicht bereit sind, sich helfen zu lassen. Sie leiden wegen familiärer Probleme, schulischer Schwierigkeiten, müssen Traumen verarbeiten oder schwierige Entwicklungsschritte meistern, doch unternehmen kann man nicht viel. Viele Kollegen in Schulpsychologischen Diensten und Erziehungsberatungsstellen wiesen außerdem darauf hin, dass ihr Dienst sowieso nicht die notwendigen Kapazitäten aufweise, diesen Kindern oder Jugendlichen beizustehen. Sie beklagten, dass Einzeltherapie nicht in ihrem Pflichtenheft vorgesehen sei und von den Kassen oder dem Staat nicht übernommen werde. Schulpsychologen betonten, dass sie auf Abklärungen und Beratungen spezialisiert seien, Lehrpersonen wiederum, dass sie einen Bildungsauftrag zu erfüllen hätten und sich deswegen nicht um die persönlichen Sorgen der Schüler und Schülerinnen kümmern könnten. Einzelne Lehrpersonen monierten außerdem, dass sie bei Schülern und Schülerinnen, die sie zu einer schulpsychologischen oder psychiatrischen Abklärung schickten, außer einem theorielastigen Bericht und Diagnosen keine weitere Hilfe erhielten. Schulsozialarbeiter teilten mir mit, dass sie sich zwar um einzelne Kinder oder Jugendliche kümmern könnten, doch ihre Einzelstunden kontingentiert wären.

Diese Klagen standen einer Beobachtung gegenüber, die viele Kolleginnen und Kollegen mit mir teilten: Viele Eltern, Kinder und Jugendliche sind mit Herausforderungen konfrontiert, die sie selbst nicht bewältigen können. Sie wissen nicht weiter. Die Eltern erleben, wie ihre Kinder in der Schule gemobbt werden, sie machen sich Sorgen wegen des Internetkonsums ihres Sohnes oder ihrer Tochter, fürchten sich vor schlechtem Einfluss gleichaltriger Kollegen oder machen sich Sorgen um die Auswirkungen familiärer Schwierigkeiten. Sowohl bei Eltern wie auch bei den Kindern und Jugendlichen nahmen meine Kolleginnen und Kollegen ein Bedürfnis nach Unterstützung wahr.

2.1 Hilfe annehmen: ein Zeichen von Schwäche?

Doch das Annehmen von Hilfe ist so eine Sache. Die meisten Menschen, Eltern wie Kinder, verhalten sich ambivalent, wenn es um die Akzeptanz von Unterstützung geht. Hilfe anzunehmen ist nicht einfach, lieber würde man die Probleme selbst lösen. Nicht nur, weil man sich nicht abhängig fühlen oder der Macht einer

Sozialbehörde ausgeliefert sein möchte, Hilfe anzunehmen wird auch häufig als Schwäche empfunden. Vor allem die Angehörigen des männlichen Geschlechts fühlen sich in ihrem Selbstwertgefühl beeinträchtigt, wenn sie sich eingestehen müssen, dass sie etwas nicht können. Sie schämen sich, das Leben und sich nicht im Griff zu haben. Ihrer Ansicht nach nimmt man Hilfe nur im äußersten Notfall an (siehe dazu Guggenbühl, 2006). Aus diesem Grund schreckt der psychologisch-psychiatrische Apparat viele Eltern und Kinder ab. „Mit Psychiatern, Psychologen oder gar einer staatlichen Kinderschutzbehörde wie der KESB will ich nichts zu tun haben! Mein Sohn ist nicht gestört!“, ist ein häufiger Einwand. Natürlich betonen meine Fachkollegen und ich, dass Hilfe annehmen *kein* Zeichen der Schwäche ist oder der Beweis dafür, dass man gestört ist. Wenn man einen Psychologen oder Psychiater aufsucht, heißt das nicht, dass „eine Schraube im Kopf locker“ ist. Unterstützung zu suchen sei normal. Der Einwand wird gehört, doch prallt er meistens ab. Nur Schwache begeben sich in Abhängigkeit eines Psychologen oder Psychiaters, so die Auffassung eines Teils der Bevölkerung. Hilfe wird in Extremfällen, etwa bei Unfällen, angenommen, doch sonst wurstelt man sich lieber irgendwie durch. Man will nicht abgestempelt werden. Und: Man möchte auch verhindern, dass ein psychologischer Bericht oder eine psychiatrische Akte geschrieben wird, da man nie weiß, wie sie verwendet werden und ob sie Spuren im Netz hinterlassen könnten.

2.1.1 Die Angst vor dem eigenen Machtverlust

Die Skepsis vieler Eltern und von Kindern und Jugendlichen ist jedoch nicht nur das Resultat mangelhafter Informationen, sondern Ausdruck von ernst zu nehmenden Befürchtungen: Man will nicht eine asymmetrische Beziehung eingehen, durch die man in eine schwache Position gerät. Wenn jemand sich an eine offizielle oder staatliche Fachstelle wendet, verliert er an Unabhängigkeit. Er oder sie wird zu einem *Fall*. Als solcher hat man den Erwartungen der entsprechenden Fachhilfe zu entsprechen. Wenn die Kosten von Kassen oder dem Staat übernommen werden, befürchten Betroffene, zu Dankbarkeit verpflichtet zu sein oder keine Kritik äußern zu können. Man orientiert sich bei dieser Annahme an einem verbreiteten Idealbild: Wer gesund ist, handelt autonom. Gesundsein heißt, dass man selbst entscheidet, was man aus seinem Leben macht. Diese Haltung ist nicht nur verständlich, sondern auch Grundlage einer liberalen Gesellschaft: Man will Probleme eigenständig lösen.

Außerdem: Hilfe anzunehmen bedeutet für viele, einzugestehen, dass etwas nicht stimmt. Die Befürchtung ist, dass einem ein persönliches Defizit oder eine dysfunktionale Familiensituation unterstellt wird. Dies geht nicht nur Eltern, sondern auch Kindern und Jugendlichen so. Vor allem Jugendliche erleben Unterstützung zudem oft als einen Versuch der Erwachsenen, ihnen ihre Autonomie zu rauben und zu bestimmen, wie sie sich verhalten sollten. Psychologen, Psychiater und Sozialarbeiter werden als der verlängerte Arm der Eltern und der Schule wahrgenommen.

2.1.2 Aufwertungen dank Annahme einer Hilfeleistung

Als Psychologe, Psychotherapeut oder Psychiater wird man solchen Auffassungen widersprechen und betonen, dass es normal ist, Hilfe anzunehmen. Eine Therapie anzutreten bedeute auch nicht, dass man sich in eine Abhängigkeit begibt oder der Macht des Therapeuten ausgeliefert ist. Nicht zuletzt zeugen die große Nachfrage und die persönlichen Rückmeldungen durch die Betroffenen von der Wertschätzung psychotherapeutischer Hilfe.

Die Skepsis gegenüber therapeutischer Hilfe gerade bei Kindern und Jugendlichen hat tiefere Gründe, sie liegen auf der kollektiven Ebene. Auch wenn wir als Psychotherapeuten bewusst eine andere Haltung einnehmen und uns ehrlich bemühen, im Kind oder Jugendlichen einen gleichberechtigten Menschen zu sehen, bleiben wir in ihren Augen Vertreter des Systems. Insofern werden wir mit Projektionen konfrontiert: Im Psychotherapeuten wird ein Übermensch, Vertreter gesellschaftlicher Normen, der verlängerte Arm der Eltern oder ein weltfremder Schwätzer vermutet. Eine weitere verbreitete Vorstellung ist, dass Psychotherapeuten selbst Probleme mit dem Leben haben und darum diesen Beruf gewählt haben. Oft wird diese Ansicht mit Anekdoten aus „sicherer Quelle" untermauert.

Es handelt sich bei alldem um psychologische Fallen, deren man sich als Psychologe oder Psychotherapeut bewusst sein muss. Doch genügt das? Vielleicht können wir Hilfe anbieten, ohne die Rhetorik des Abklärungs- und Sozialapparats bemühen zu müssen, oder Unterstützung oder Hilfe könnte auf einem anderen Weg erfolgen.

Für mich stellten sich aufgrund der beschriebenen Situation verschiedene Fragen: Wie kann man Kindern und Jugendlichen sowie ihren Eltern helfen, ohne Projektionen zu provozieren und den Kindern oder Jugendlichen das Gefühl zu geben, sie müssten sich einem Nacherziehungsprogramm unterziehen? Was kann man machen, damit Hilfe als eine *Aufwertung* erlebt wird, sowohl von den Eltern wie auch den Kindern oder Jugendlichen? Und wie könnte diese Hilfe aussehen?

2.2 Das dritte Element: der furchtlose Ritter

Eine Antwort darauf deutete sich mir vor einigen Jahren durch dieses Erlebnis an: Ich hatte mit einem Jungen zu tun, der Angst hatte, allein in den Kindergarten zu gehen. Der Kindergarten war leicht über einen Feldweg zu erreichen und aus erwachsener Sicht harmlos. Trotz gutem Zureden der Eltern und Geschwister weigerte er sich. Seine Eltern versuchten ihn zu überzeugen, dass niemand ihm auflauere, er ein Geschenk bekomme, wenn er den Weg alleine gehe, und die Kindergärtnerin, die er sehr mochte, mit einer Überraschung auf ihn warte. All diese Argumente nützten nichts, trotzig blieb er stehen. Und dann geschah etwas Unerwartetes: Plötzlich hellten sich seine Gesichtszüge auf, und ohne einen Blick zurück beschritt er den Feldweg, ohne das geringste Anzeichen von Angst. Was war geschehen? Der Knabe teilte mir später mit: „Ganz einfach, ich bin ja ein Ritter!"

Der Junge hatte eine Geschichte über mutige Ritter gehört. Anscheinend hatte sie ihm ein älterer Cousin am Abend vorher erzählt. Die Geschichte hat ihn schwer beeindruckt, und er identifizierte sich vor allem mit der Ritterfigur. Die Geschichte gab ihm die Vorlage, um seine Angst zu überwinden und den Weg selbstständig zu gehen – wie ein Ritter eben. Zwei Schlussfolgerungen zog ich aus diesem Erlebnis. Erstens: Kindern oder Jugendlichen kann durch den Einsatz von Geschichten geholfen werden, da sie als *drittes Element* empfunden werden. Nicht ein Erwachsener generiert in einem Gespräch die Antwort, sondern sie wird vom Kind oder Jugendlichen selbst aus der Geschichte abgeleitet. Das Problem brauchte auch keine genaue Ursachenabklärung, sondern vor allem einen Imaginationsraum.

Geschichten erweitern also den Denkraum und unterstützen die Selbstsuche nach Antworten. Wie ich im vorherigen Kapitel erläuterte, gehören Geschichten zur menschlichen Existenz. Die zweite Schlussfolgerung: Wenn Kinder oder Jugendliche sich gemeinsam für sie relevante Geschichten anhören und bearbeiten, dann können sie sich auch *gegenseitig* helfen. Die Autonomie, die Kindern und vor allem Jugendlichen sehr wichtig ist, wird bewahrt. Erwachsene leben in einer anderen Welt, haben eine andere Sprache und werden von Kindern und Jugendlichen als übermächtig empfunden. Im Kontakt mit ihresgleichen erleben sie dagegen einen Eigenraum. Der Kontakt zu gleichaltrigen Kindern oder Jugendlichen mobilisiert Energien und vermittelt das Gefühl, nicht alleine mit den entsprechenden Problemen oder Herausforderungen zu sein.

2.2.1 Geschichten erweitern den Denkhorizont

Das Mythodrama hilft in diesem Sinne Kindern und Jugendlichen, in einem Gruppensetting mithilfe von Geschichten Ideen zu entwickeln, um eigene Probleme oder Herausforderungen zu bewältigen. Im Mythodrama wird nicht von der Gleichung ausgegangen: „Du hast ein Problem, ich sage dir, was zu tun ist." Vielmehr wird zuerst eine Geschichte geschildert, in der ein ähnliches Thema abgehandelt wird, bevor es um Lösungen geht. Das Problem wird indirekt thematisiert. Damit ist der erste Schritt auf der Suche nach neuen Antworten, Inspirationen und einem Verständnis über sich selbst und die Welt getan. Auf diese Weise wird der Denkraum erweitert und der Dialog mit Kolleginnen und Kollegen gefördert, damit neue Antworten gefunden werden.

2.2.2 Gruppengröße: Die Vielzahl macht es aus

Beim Mythodrama folgen die Sitzungen einem vorgegebenen Ablauf, doch was während den verschiedenen Phasen geschieht, entscheiden die Teilnehmenden. Die Geschichte dient zur Anregung und präsentiert keine Lösungen. Das Mythodrama bietet so einen Freiraum für eigene Beiträge.

Die Gruppengröße beim Mythodrama liegt bei sechs bis zehn Teilnehmenden. Diese Anzahl ist größer als in manchen anderen Gruppentherapieformen. Eine allgemeine Erfahrung ist, dass Therapiegruppen aus höchstens sechs Kindern bestehen sollten.[12] Die Erfahrung zeigt nach Aichinger (2010), dass es bei mehr Kindern schwierig wird, die Gruppe zu führen. Es droht Chaos oder Unruhe. Jeder, der schon Mythodramagruppen geleitet hat, kennt dieses Problem: Kinder, die sich die Geschichte nicht anhören wollen oder herumrennen, Jugendliche, die blöde Sprüche klopfen oder provozieren. Im Mythodrama werden diese Unruhe und die Widerstände jedoch als Zeichen verstanden, dass die Kinder oder Jugendlichen beginnen, sie selbst zu sein. Sie passen sich nicht den Erwachsenen an, sondern wagen eigene Wünsche, Fantasien und Aggressionen zu äußern. Sie öffnen sich und reden über Themen, die sie sonst vor Erwachsenen verbergen. Man ist quasi „unter sich". Sie beginnen sich nach sich selbst auszurichten. Der Gruppenleiter oder die Gruppenleiterin tritt in den Hintergrund. Im Mythodrama wird außerdem mit größeren Gruppen gearbeitet, weil die Verhaltensweisen, die in der Schule oder zu Hause zu einem Problem werden, sich auch in einem solchen

12 Alfons Aichinger (2010) empfiehlt eine Beschränkung der Gruppengröße auf sechs Kinder.

Gruppensetting wiederholen. Die Kinder oder Jugendlichen halten sich weniger zurück.

Die Geschichten, die präsentiert werden, spiegeln die Herausforderungen der Gruppenteilnehmenden wider. Aus diesem Grund arbeiten wir mit thematischen Gruppen: Die Gruppenmitglieder verbindet ein gemeinsames Anliegen, Problem, Leiden, ein Konflikt oder eine Herausforderung. Mythodramagruppen gibt es zu den Themen Scheidung oder Trennung der Eltern, psychische Probleme eines Elternteils (Baldur-Gruppen), Identität (Mädchengruppen), soziale Kompetenzen, Gewalt (Gruppe der Bad Boys), Kinder aus alkoholbelasteten Familien, Knabengruppen. Die Kinder oder Jugendlichen wissen, dass sie alle in einer ähnlichen Situation sind. In einer *Scheidungsgruppe* geht es zum Beispiel um die Reaktionen auf die Scheidung der Eltern und bei der *Gewaltgruppe* um Vorfälle. Die Themen der Teilnehmenden werden in den Geschichten indirekt angesprochen. Die Geschichten dienen der Selbstreflexion und gewissermaßen als „Zungenlöser". Sie sollen die Teilnehmenden inspirieren, können sie jedoch auch irritieren. Man widmet sich einer Geschichte, doch eigentlich redet man über sich selbst.

2.3 Arbeitsschritte vor Gruppenbeginn

Mythodramatische Gruppen werden von privaten Praxen, Schulpsychologischen Diensten, Erziehungsberatungsstellen, Heimen, kirchlichen Jugenddiensten, staatlichen Sozialdiensten, kirchlichen Sozialdiensten, Kinder- und Jugendpsychiatrischen Polikliniken, schulischen Sozialarbeitern oder im Rahmen einer Familienberatung angeboten. Vor allem in ländlichen Gegenden ist es jedoch nicht einfach, genügend Kinder für eine Gruppe zu finden. Es empfiehlt sich daher, mit anderen Fachstellen zu kooperieren und gemeinsam auf das Gruppenangebot hinzuweisen. Die Gruppeninformationen mit Flyern und Mails breit zu streuen, führt meistens nicht zum gewünschten Erfolg. Gemäß meinen Erfahrungen darf man weder Zeit noch Aufwand scheuen, um jene Kolleginnen und Kollegen persönlich zu kontaktieren, die voraussichtlich interessiert sind und effektiv Kinder oder Jugendliche überweisen. Es hat keinen Sinn, das ganze Team einer Fachstelle regelmäßig mit Broschüren zuzudecken und an Teamsitzungen über das Mythodrama zu referieren, wenn lediglich ein oder zwei Kolleginnen oder Kollegen das Mythodrama unterstützen. Erfolgversprechender ist es, den Kontakt zu diesen zwei Kollegen oder Kolleginnen zu pflegen.

2.3.1 Die Notwendigkeit der Öffentlichkeitsarbeit

Neben dieser kollegialen Zusammenarbeit ist jedoch auch *Öffentlichkeitsarbeit* ein Muss. Es geht darum, dass Eltern, jedoch auch Behörden, Politiker und Medienschaffende wissen, dass es das Gruppenangebot gibt. Öffentlichkeitsarbeit besteht aus Informationsveranstaltungen, Medienauftritten, Besuchen anderer Institutionen und gelegentlichen Artikeln. Gemäß meinen Erfahrungen scheuen Psychologen und Sozialdienste Öffentlichkeitsarbeit. Man will sich nicht exponieren, hat Angst vor Kritik, scheut den zusätzlichen Arbeitsaufwand und glaubt, dass die Qualität der eigenen Arbeit und die Mund-zu-Mund-Propaganda vollauf genügen. Diese Haltung ist naiv. Psychotherapeutische Arbeit ist eine Dienstleistung an der Gesellschaft.

In der Schweiz, in Deutschland und Österreich, jedoch auch vielen anderen europäischen Ländern wird sie vom Staat, von Krankenkassen und auch oft von Stiftungen unterstützt. Die Vertreter dieser Institutionen werden von Informationen überschwemmt und haben meistens kaum Zeit, die Relevanz einer Dienstleistung abzuklären. Man muss sie darauf aufmerksam machen, hie und da laut sein. Wenn sich eine Profession nicht für ihre Dienstleistung einsetzt, droht sie von der Bildfläche zu verschwinden. Öffentlichkeitsarbeit ist jedoch auch wichtig, damit Eltern und Schulen erreicht werden. Über Informationsbroschüren, Referate und über persönliche Kontakte erfahren Eltern, Kollegen und Kolleginnen, andere Fachstellen und Lehrpersonen, dass es die Gruppen gibt. Wichtig sind natürlich auch Flyer, auf denen das konkrete Anmeldungsprozedere beschrieben wird, eine professionelle Webpage und vor allem persönliche Kontakte.

2.3.2 Der Einbezug der Vorinformationen

Um eine Gruppe zu starten, sind *zehn bis zwölf Anmeldungen* nötig (siehe Slavson & Schiffer, 1976, S. 101ff.). Da man mit Absagen rechnen muss, empfiehlt es sich, die Gruppe zu überbuchen. Wesentlichstes Kriterium für die Aufnahme in eine Gruppe ist die Fähigkeit des Kindes oder Jugendlichen, sich auf soziale Situationen einzulassen. Kontraindikationen sind Kinder mit einer massiven Aggressionsproblematik. Wenn eine Gruppe genügend Anmeldungen hat, beginnt die Vorbereitungsphase: Der Mythodramaleiter informiert sich über die Situation und die Herausforderungen der Kinder oder Jugendlichen, die seiner Gruppe beitreten werden. Informationen erhält er durch *direkte Gespräche* und *schriftliche Berichte*.

Falls vorhanden, fordert der Mythodramaleiter schulische, medizinische oder psychiatrische Berichte an. Es gilt, sich ein Bild über die Lebenswelten der Kinder oder Jugendlichen zu machen. Natürlich braucht es dazu die Einwilligung der Eltern oder der Jugendlichen, wenn sie über achtzehn sind. Die erhaltenen Berichte zu verstehen, ist nicht immer einfach. Psychiatrische Berichte enthalten oft viel Informationen über Hintergründe, die Haupt- und Differenzialdiagnose, Testresultate und anamnestische Angaben, doch sind sie in der Regel nicht auf die Anliegen der Gruppentherapie ausgerichtet. Zum Teil sind sie in einer Fachsprache verfasst, hinter der die Persönlichkeit des Kindes oder des Jugendlichen verschwindet. Wenn es zum Beispiel im Bericht heißt, ein Junge neige zu „Affektinkontinenz", sei jedoch „sonst in der Schule tragbar", dann hat man noch kein Bild von seinem Verhalten. Was spielt sich in der Schule oder in der Familie ab? Sitzt er während der Schulstunden traurig und fast regungslos am Pult und meldet sich im Unterricht kaum? Oder rastet er aus, erhebt sich plötzlich und stürmt aus dem Schulzimmer? Als Gruppenleiter ist man auf der Suche nach Beschreibungen des Verhaltens in einem sozialen Kontext.

2.3.3 Führt Professionalisierung zu partieller Blindheit?

Auch Institutionen und professionelle Stände haben ihre blinden Flecken. Fachpersonen neigen häufig dazu, Patienten, Klienten oder Kunden durch die Wahrnehmungsbrille ihrer Institution zu sehen.[13] Sie analysieren Verhaltensweisen und Probleme gemäß den Vorgaben ihrer Profession und dem Diskurs, der in ihrer Institution gepflegt wird. Was in diesem als ein Problem gilt, wird auf die eigenen Fälle amplifiziert. Wenn zum Beispiel sexuelle Übergriffe ein Thema sind, dann besteht die Gefahr, dass man entsprechende Schablonen verwendet und vielleicht anderes übersieht. Die Denkschablonen verfestigen sich durch Teamsitzungen, Pausengespräche, in Weiterbildungen und in Fachjournalen. Patientengeschichten werden nach sexuellen Übergriffen und Gender-Ungerechtigkeiten abgesucht und Vorfälle mithilfe dieser verinnerlichten Vorgaben analysiert. Aufgrund eines solchen Fokus wird Fehlverhalten identifiziert, doch gleichzeitig besteht die Gefahr, dass normales Verhalten pathologisiert wird (Frances, 2013). Wenn Kindergartenkinder sich gegenseitig für ihre Geschlechtsteile interessieren, dann wird ihnen sexuelle Belästigung unterstellt und werden Therapien gefordert, während früher dieses Verhalten als Ausdruck sexueller Neugier verstanden wurde, so wie normale Abgrenzungen unter Schülern zu Mobbing oder aus flegelhaftem Beneh-

---

13 Siehe dazu Lukianoff & Haidt (2018, S. 81ff.)

men ADHS wurde.[14] Aus diesen Gründen sollte man trotz kollegialem Verhältnis Berichte von Fachstellen, jedoch auch die eigenen Überlegungen hinterfragen. Der Gruppenleiter muss sich zur Aufgabe machen, konkrete Vorfälle aus Berichten und Erzählungen von Bezugspersonen herauszulesen. Wieso wird bei einem Jugendlichen „partiell disruptives Verhalten" oder „mangelnde Konfliktkompetenz" festgestellt? Was hat er konkret getan?

Konkrete Beispiele führen weiter

Bei Gesprächen über angemeldete Kinder oder Jugendliche sowie schriftlichen Anmeldungen sucht der Gruppenleiter also nach *primären* Eindrücken und *konkreten* Vorfällen. Seine Aufgabe ist es, sich ein Bild von der Persönlichkeit des Kindes oder Jugendlichen zu machen, und zwar anhand von *Beispielen* in seinem Verhalten. Es gilt nachzufragen: Wenn eine Lehrperson schildert, dass ein Junge „ungeheuer frech" sei, dann sollte genauer gefragt werden: Wie war er frech? Welches Verhalten hat zu dieser Schlussfolgerung geführt? Der Gruppenleiter versucht Vorfälle und problematisches Verhalten zu rekonstruieren, indem er sie in eigenen Worten wiedergibt. Wenn die Lehrerin dann berichtet, dass er sie „Schlampe" nannte, nachdem er sich wegen einer sexistischen Bemerkung entschuldigen musste, dann hat man einen Hinweis für die therapeutische Arbeit. Außerdem sollte man bedenken: An diesen Vorfall wird sich auch der betreffende Schüler erinnern, die Wahrscheinlichkeit ist groß, dass ihn der Vorfall auch beschäftigt.

2.4 Gut gemeint ist nicht immer gut: Abklärungsodyssee

Einige Kinder oder Jugendliche, die für die Gruppe angemeldet werden, haben eine *Abklärungsodyssee* hinter sich. Sie führten Gespräche mit Psychologen, Heilpädagogen, Psychiatern und Sozialarbeitern, die in einem Berg von Akten festgehalten sind. Diese zeugen von den Bemühungen, das betreffende Kind zu verstehen und ihm zu helfen. Sie sind jedoch auch ein Hinweis auf den Druck, dem das

14 Im Nachhinein sind solche Fehlurteile leichter erkennbar. Eine Zeit lang waren Fachstellen wegen Amokläufen hoch sensibilisiert auf Aussagen, die Schüler und Schülerinnen im Affekt äußerten. Ein zehnjähriger Junge meiner Praxis wurde von der Schule gewiesen und in die Psychiatrie eingewiesen, weil er im Flur gegenüber Kollegen im Affekt gesagt hatte, dass man die Schule in die Luft sprengen sollte. Seine Aussage wurde von einer Kollegin gehört, die ihre Lehrperson informierte. Ohne ihn anzuhören, rief die Schulleitung die Polizei, und der Schüler wurde abgeführt.

betreffende Kind ausgesetzt wurde. Die Berichte zeugen von einer langen Geschichte disruptiven Verhaltens und oft einem tieferen psychologischen Problem.

Zwei Beispiele: In der Schule missachtete ein Junge systematisch die Anweisungen der Lehrpersonen. Er selbst sah darin kein Problem, sondern berichtete mir stolz, dass er der Einzige im Schulhaus sei, der noch nie Hausaufgaben gemacht habe! Ein Mädchen schwänzte gewohnheitsmäßig den Schulbetrieb und trieb die alleinerziehende Mutter durch ihr aggressives Verhalten fast zum Wahnsinn. Parierte die Mutter nicht, dann drohte die Tochter, sie tagsüber in das Vorratszimmer zu sperren. Die Tochter relativierte im Gespräch mit mir diese Drohung: Es sei höchstens zweimal vorgekommen, dass sie ihre Mutter wirklich habe einsperren müssen.

Hinter den Abklärungen steht das Bestreben, für das Fehlverhalten Gründe zu finden. Es ist nicht normal, nicht normal zu sein. Permanente Normverletzungen können psychologische, soziale, medizinische oder neurologische Ursachen haben. Vielfach ist das Verhalten eine Folge zerrütteter oder verwahrloster Familiensituationen. Die Hoffnung ist, dass diese Kinder oder Jugendlichen sich beruhigen und angepasst verhalten, wenn wir die Ursachen aufdecken. Wir suchen nach Hinweisen, was in der Entwicklung, im sozialen Umfeld, in der Förderung schiefgelaufen ist und zu einem *Defizit* führte.

Natürlich wird dies nicht platt und ungefiltert ausgedrückt, sondern mithilfe professioneller Sprachcodes. Wir benennen die Normabweichungen und Defizite mithilfe des Kategoriensystems unseres Berufsstandes und versuchen eine differenzierte Beurteilung abzugeben. In der Psychotherapie und Psychiatrie verwenden wir die ICD-10-Diagnostik der Weltgesundheitsorganisation (WHO). Wir identifizieren kognitive Defizite, psychische Auffälligkeiten, psychosoziale Beeinträchtigungen, affektive Störungen, Wahrnehmungsdefizite und noch viele weitere Auffälligkeiten. Die Symptomatik beruht auf klinischen Erfahrungen und wissenschaftlichen Untersuchungen. Meistens handelt es sich jedoch um eine deskriptive Diagnostik. Es geht also um genauere Beschreibungen von Beobachtungen und Erfahrungen.

Der Vorteil dieses Kategoriensystems ist, dass die Beobachtungen ausgetauscht, geteilt und damit Wissen verbreitet wird. Die Diagnosen werden abgeglichen, infrage gestellt und neue Diagnosen, wie zum Beispiel die toxische Männlichkeit, vorgeschlagen. Man bemüht sich um Objektivität und Professionalität, damit ein Austausch über das auffällige Verhalten oder Leiden möglich ist. Dabei dürfen wir jedoch nicht außer Acht lassen, dass die Beobachtungen von kulturellen Vorgaben und aktuellen Krankheitsvorstellungen abhängen (Waters, 2010). Die Diagnosen spiegeln den Wissensstand des jeweiligen professionellen Standes wider.

Die Befunde entsprechen allerdings oft nicht den Erfahrungen, die wir mit dem entsprechenden Kind oder Jugendlichen machen. Oft haben wir erlebt, dass das Verhalten des Kindes oder Jugendlichen in der Gruppe den diagnostischen Befunden diametral entgegenstand. Bei einem Jungen wurde Hyperaktivität festgestellt. In der Gruppe verhielt er sich jedoch auffällig ruhig, wirkte auf uns und die anderen Kinder sogar adynamisch. Bei einem anderen Jungen wurden autistische Züge und Kontaktprobleme diagnostiziert, bei den Gruppensitzungen verhielt er sich jedoch zugänglich und hatte ausgezeichneten Kontakt zu den anderen Gruppenteilnehmenden. Solche wiederkehrenden Erfahrungen machten uns den Aussagen dieser Berichte gegenüber skeptisch.

Es gibt Kinder und Jugendliche, die ganz verschiedene Verhaltensregister ziehen können. Wenn es sein muss, benehmen sie sich eingeschüchtert und wortkarg, in einer anderen Situation stellen sie um und hören nicht auf zu reden. Dazu kommt, dass in den meisten Berichten das Eigenerleben des betreffenden Kindes oder Jugendlichen nur marginal erfasst wird. Man erfährt wenig über seine Ansichten und die eigenen Wahrnehmungen. Auch bei Verhaltens- und psychischen Auffälligkeiten gilt es, diese subjektive Innensicht zu berücksichtigen (Hell, 2013, S. 20), denn jeder Mensch empfindet, gestaltet und versprachlicht sein Problem anders, drückt es durch seine eigenen Bilder aus und setzt eigenständige Zusammenhänge.

2.4.1 Die schädlichen Auswirkungen von Diagnosen

Die Gefahr bei zu umfassenden Abklärungen sind *Kollateralschäden*. Die Kinder oder Jugendlichen werden getestet, Gespräche werden geführt und Sitzungen abgehalten. Der Aufwand, den man betreibt, und die Rückmeldungen der Erwachsenen hinterlassen Spuren. Je mehr man sich um sie bemüht, je häufiger sie bei einem Psychiater, Psychologen oder Sozialarbeiter vorsprechen, desto größer die Gefahr, dass sie überzeugt sind, nicht ganz normal zu sein. Viele leiden unter einem geringen Selbstwertgefühl, andere werden zynisch oder sind eingeschüchtert. Mit der Zeit sind sie überzeugt: Ich bin ein *Defizitwesen*. Nicht alle verfügen über genügend Widerstandskräfte, um diese vermeintliche oder wirkliche Botschaft zu relativieren. Eindruck macht vor allem, dass das Urteil von Außenautoritäten stammt. Es handelt sich um die erste Rückmeldung der Welt „dort draußen" auf ihre Persönlichkeit. Dies macht Eindruck! Die Gefahr besteht also darin, dass das diagnostische Prozedere, das die Kinder und Jugendlichen durchlaufen, von ihnen als ein Zeichen wahrgenommen wird, dass mit ihnen etwas nicht stimmt. Wenn sie vernehmen, dass sie unter einem Aufmerksamkeitsdefizit (ADHS) leiden, eine autistische Symptomatik zeigen oder ihr Sozialverhalten gestört ist, dann wirkt sich dies auf die Persönlichkeit aus. „Etwas stimmt mit mir nicht und ich muss mich verändern", hören sie heraus oder aber: „Ich bin gestört, ich kann mir deswegen alles erlauben!" Die Folge: Sie verhalten sich in allen weiteren Gesprächen mit Fachpersonen so, wie es von ihnen anscheinend erwartet wird, und passen sich sogar im Jargon an. Sie realisieren, dass die Sprache nicht nur der Kommunikation dient, sondern auch dem Verdecken unangenehmer Tatsachen. Die Rede der Erwachsenen muss man also dechiffrieren, was sie sagen, ist das eine, was sie denken, das andere. Nicht alle reagieren jedoch geknickt. Viele beginnen sich auf ihre Diagnose einzustellen. „Wissen Sie, bei mir stimmt etwas im Kopf nicht, mein Gehirn funktioniert nicht richtig, darum benehme ich mich komisch", teilte mir ein dreizehnjähriger Junge mit, und ein Jugendlicher war fest überzeugt, dass er sich nicht in seine Mitmenschen einfühlen könne, da er ein Autist sei. Die psychiatrischen Erklärungen wurden internalisiert. Ein sechzehnjähriges Mädchen erklärte mir, dass sie die Schule schwänze und exzessiv kiffe, weil sie vor der Adoption ein Trauma erlitten habe. Das Kind oder der Jugendliche führt sein störendes, problematisches Verhalten auf Kindheitsereignisse, neurologische Defizite oder psychosoziale Missstände zurück. Der Gruppenbesuch ist dann aus der Sicht der betroffenen Kinder und Jugendlichen eine Maßnahme, sie zu „flicken". Ihre Persönlichkeit soll verändert werden. Aus psychotherapeutischer Sicht ist dies problematisch und ein schlechter Einstieg in eine Psychotherapie.

2.4.2 Vorurteile und Zuschreibungen spiegeln den sozialen Kontext wider

Oft beschränken sich diese Außeninformationen jedoch auf *Äußerlichkeiten*. Vor allem schulische Berichte gehen nicht in die Tiefe. Was das Kind oder der Jugendliche macht, wird umschrieben, ohne Überlegungen zu den Motiven oder Hintergründen: Der Schüler oder die Schülerin isoliert sich, versagt im Schulunterricht, ignoriert Anweisungen, grenzt Mitschüler aus, konsumiert Drogen, provoziert Lehrpersonen, verweigert Schulleistungen, schwänzt den Unterricht oder reagiert bei Konflikten mit Gewalt. Dass die Beschreibungen an der Oberfläche bleiben, ist nachvollziehbar. Lehrpersonen sind nicht in der Position, sich tiefer gehende Gedanken über die Hintergründe eines Verhaltens zu machen. Viele unterrichten während der Woche über 60 Schüler und Schülerinnen in verschiedenen Klassen. Sie haben weder die Zeit noch das Wissen, sich eingehender auf den einzelnen Schüler einlassen zu können.

Schulische Berichte sind jedoch für die Gruppenarbeit wertvoll, weil sie oft Schilderungen enthalten, wie sich ein Kind oder Jugendlicher in seinem sozialen Umfeld wirklich verhält. Wir wissen zwar nicht, was in ihm vorgeht, welches seine Fantasien, Wünsche und Erwartungen sind, doch können wir uns vorstellen, welchen Eindruck das Kind oder der Jugendliche in seinem sozialen Setting hinterlässt. Vor allem, wenn es sich um schulische oder Berichte von Behörden handelt, ist dies verständlich. Im Schulsetting und vor sozialen Dienststellen halten sich viele Kinder oder Jugendliche bedeckt. Es ist klar, dass man der Lehrperson und der Sozialarbeiterin nicht alles erzählt. Diese verfügen außerdem weder über genügend Zeit noch Energie, herauszufinden, was sich im Schüler oder in der Schülerin abspielt. Erschwerend kommt hinzu, dass die meisten Kinder oder Jugendlichen nicht über die Fähigkeit zur Tiefenreflexion verfügen. Sie agieren ihre Probleme aus, ohne viel darüber nachzudenken.

2.4.3 Der kritische Blick auf Akten

Auch die Berichte der Familienmitglieder oder anderer Bezugspersonen sollten hinterfragt werden. Da es sich um unmittelbare Bezugspersonen handelt, sind ihre Darstellungen selten objektiv. Sie enthalten möglicherweise Vorurteile, Erwartungen, Hoffnungen oder Projektionen und sind Ausdruck des innerfamiliären Narrativs. Man vernimmt, was man in der Familie zulässt. Je nach innerfamiliärer Dynamik rücken andere Charaktereigenschaften und Ereignisse in den Vordergrund. Es kommt immer wieder vor, dass Eltern dem Sohn oder der Tochter Persönlichkeitseigenschaften unterschieben, die sich bei außerfamiliären Kontakten nicht bestätigen. Der Vater eines zehnjährigen Mädchens schilderte mir, wie seine Tochter zu Hause schwierigste Denkaufgaben löse und drei Sprachen spielend beherrsche: Sie sei eindeutig hochbegabt, und man merke, dass sie aus einer Professorenfamilie stamme! Ihre Lehrpersonen waren anderer Ansicht. Im Einzelkontakt zeigte sich rasch, dass seine Tochter ein liebeswertes, zugängliches Mädchen war, doch ihre Intelligenz unterdurchschnittlich. Diese Einschätzung von mir gefiel den Eltern gar nicht. Sie waren weiterhin überzeugt, dass ihre Tochter für eine akademische Karriere prädestiniert sei, so wie es gemäß ihren Worten in ihrer Familie die Norm ist. Mein Urteil zeuge von Inkompetenz. Umgekehrt kann das Ausblenden problematischer oder nicht genehmer Eigenschaften auch ein Versuch sein, Normalität zu markieren. Die Auswirkung des Kiffens des Sohnes wird diskret übersehen oder der Alkoholkonsum der Tochter unterschätzt.

Die Informationen der unmittelbaren Bezugspersonen sind für die psychotherapeutische Arbeit wichtig. Eltern kennen ihre Söhne oder Töchter gut und setzen außerdem problematische Eigenschaften in den Kontext der Gesamtfamilie. Typische familiäre Stärken und Schwächen werden wiedererkannt. Das rebellische Verhalten eines Jugendlichen verliert an Brisanz, wenn der erfolgreiche und sozial angepasste Vater sich daran erinnert, dass er selbst als Jugendlicher zu Hause ständig Radau machte und wegen seines Verhaltens von der Schule gewiesen worden war. Oft sind Verhaltensstörungen Ausdruck eines innerfamiliär verbreiteten, unüblichen Individuationsweges, etwa: „Alle Barmettlers hatten Probleme in der Schule, nachher wird jedoch etwas Rechtes aus ihnen!“ Die Informationen der Eltern und anderer Bezugspersonen sind ein Teil des Puzzles, das man zusammensetzen muss, um einen Klienten zu verstehen.

2.4.4 Auch die Meinungen der Kinder und Jugendlichen sind wichtig

Hat man die Vorabklärungen beendet und die Berichte eingeholt, dann folgt der nächste Schritt. Wenn es vom Aufwand her und organisatorisch möglich ist, dann werden die Gruppenkandidaten einzeln zu einem *Vorgespräch* eingeladen. Bei diesem geht es nicht nur um eine erste Kontaktaufnahme, sondern um eine Vorbereitung auf den Gruppenbesuch. Die meisten Kinder und Jugendlichen werden von ihren Eltern, der Schule oder Fachpersonen in eine mythodramatische Gruppentherapie angemeldet. Einige Kinder oder Jugendliche erfahren über die Geschichtenfestivals oder von Kollegen oder Kolleginnen von der Möglichkeit, eine Gruppe zu besuchen. Die Mehrheit der Kinder oder Jugendlichen hat jedoch keine Vorstellung, was sie erwartet. Sie sehen spontan nicht ein, wieso sie den Mittwoch- oder Freitagnachmittag mit anderen Kindern oder Jugendlichen und zwei Erwachsenen in einem Zimmer verbringen sollen, und wissen nicht, was man dort tut, auch wenn ihre Eltern oder Fachstellen ihnen erklärt hatten, worum es geht. Einige würden ihre Freizeit eigentlich gerne anders verbringen.

Obwohl wir auf der Homepage, in Broschüren, am Telefon und über andere Kanäle Eltern und Zuweisungsstellen über unsere Arbeitsweise informieren, dringt wenig bis zu Kindern oder Jugendlichen durch. Für viele spielt es allerdings keine Rolle, wie viel sie über die Gruppenarbeit wissen. Wenn die Mutter, der Vater oder die nette Schulpsychologin meint, dass ein Gruppenbesuch ihnen guttue, dann wird das wohl stimmen, schlussfolgern diese Kinder. Sie akzeptieren die Entscheidung, weil sie von einer vertrauenswürdigen Bezugsperson getroffen wurde. Auf was sie sich einlassen und was ein Mythodrama genau ist, wissen sie jedoch nicht. Man muss also davon ausgehen, dass die Kinder oder Jugendlichen keine Vorstellung haben, was in den Sitzungen abläuft.

2.5 Erstkontakte sind entscheidend

Die Befindlichkeit, die Erwartungen und die Motivation der Kinder oder Jugendlichen werden entweder in Vorgesprächen mit den einzelnen Gruppenkandidaten oder, falls kein Vorgespräch durchgeführt werden kann, vor der ersten Sitzung mit allen Kindern erhoben. Dazu werden auch die Eltern eingeladen. Nicht wenige Kinder und Jugendliche haben sich persönliche Erklärungen zurechtgelegt, wieso sie angemeldet wurden. Sie verraten diese jedoch nicht gleich. Sie sind zum Beispiel überzeugt, dass der Gruppenbesuch die Strafe für schulisches Fehlverhalten ist, die Schule einen Zusatzunterricht organisiert hat oder sie zu Hause stören. In den Vorgesprächen geht es darum, diese Annahmen zu korrigieren.

Der Kontext der ersten Begegnung spielt eine Rolle. Werden Vorgespräche abgehalten, dann werden die Eltern oder ein Elternteil eingeladen, mit ihrem Kind in die Praxis des Gruppenleiters oder zum Austragungsort des Mythodramas zu kommen. Jugendliche erhalten, sofern die Eltern einverstanden sind, eine persönliche Einladung. Die erste Kontaktaufnahme findet meistens im Wartezimmer statt. Die Art, wie ein Kind oder Jugendlicher begrüßt wird, wirkt sich auf seine Einstellung der Gruppe gegenüber aus. Der primäre Eindruck setzt sich in den Kindern oder Jugendlichen oft fest. Wichtig ist, dass man signalisiert, dass es um *sie* geht. Aus diesem Grund begrüßen wir immer zuerst das Kind oder den Jugendlichen, bevor wir uns an die Eltern oder sonstige Begleitpersonen wenden. Der Gruppenleiter stellt sich mit seinem Namen und seiner Funktion vor und bittet das Kind oder den Jugendlichen, ihm ins Sprechzimmer zu folgen. Den Eltern wird entweder vorher oder jetzt kurz erklärt, wieso dieses Prozedere gewählt wird. Dies wird gemäß meinen Erfahrungen von Eltern problemlos akzeptiert, auch wenn sie ein Gespräch mit mir erwarteten. Der Zweck dieses Vorgehens ist es, die Kinder oder Jugendlichen aufzuwerten. Sie realisieren, dass es um sie geht und nicht darum, einen Wunsch der Eltern oder der Schule zu erfüllen. Im Sprechzimmer unterhalte ich mich anschließend mit ihm oder ihr, ohne dass die Eltern anwesend sind.

2.5.1 Begrüßungen signalisieren Bedeutungen

Fast alle Kinder folgen mir bereitwillig und gern ins Sprechzimmer. Viele sind erfreut, andere leicht erstaunt, und nur ganz wenige, jüngere wenden sich zuerst an ihre Mutter oder ihren Vater, um ihre oder seine Zustimmung zu bekommen. Im Sprechzimmer bitte ich sie, mir zu erklären, wieso sie hier sind und wer sie angemeldet hat. Hie und da teile ich ihnen auch mit, was ich von ihnen gehört und gelesen habe. Die Reaktionen sind fast immer positiv.

Was sie mir daraufhin mitteilen, ist unterschiedlich. Einige zucken die Schultern, weichen dem Blickkontakt aus und beteuern, dass sie keine Ahnung haben, wieso sie zu mir kommen müssen. Andere behaupten, die Mutter oder die Schule habe es gewollt. Einzelne Jugendliche nutzen die Gelegenheit für einen Auftritt. Sie prahlen über ihre Karriere als Schulverweigerer oder Lehrerärgerer, schildern mit stolzem Unterton ihre Missetaten oder klagen über neidische Kolleginnen oder Kollegen. Einige geben mir zu verstehen, dass sie keine Hilfe und sicher keinen Psychologen brauchen. Wieder andere stellen Fragen und wenige setzen zu Erklärungen an, wieso sie zur Gruppe angemeldet wurden. Wie erwähnt, kommt es jedoch immer wieder vor, dass vor allem Jugendliche mir mitteilen, dass bei ihnen halt „etwas nicht stimme". Im „Gehirn sei etwas kaputt", sie seien „für die Schule nicht geeignet" oder bei der Geburt sei „etwas schiefgegangen". Einzelne Jugendliche machen aus einem Defizit ein Heldenmerkmal und sind stolz auf ihre Besonderheit: „Wer keine ADHS-Diagnose hat, ist ein langweiliger Anpasser!", erklären sie mir. Andere Jugendliche wirken jedoch geknickt und haben ihr Selbstvertrauen verloren. Sie finden sich selbst „Scheiße".

2.5.2 Verlauf der Vorgespräche

Bei den Vorgesprächen geht es also weniger um die Inhalte als vielmehr darum, das Kind oder den Jugendlichen kennenzulernen, seine Sicht der Anmeldungsgründe zu erfahren und die Motivation für einen Gruppenbesuch abzuklären. Berücksichtigen muss man, dass die meisten Kinder nicht gewohnt sind, sich spontan differenziert über sich selbst und das eigene Verhalten zu äußern. Es fehlen ihnen die Worte und oft auch die Fähigkeit, eigene Gefühle, Reaktionen oder Wünsche zu problematisieren. Vor allem Kindern ist es meist nicht möglich, ihren Eigenanteil an der Problematik zu erkennen. Die Lehrerin *ist* einfach mühsam, oder die Mutter begreift nicht, dass Gamen harmlos ist, informieren sie mich. Kinder neigen dazu, Ereignisse aus ihrer subjektiven, oft egozentrischen Warte zu bewerten. Sie externalisieren ihre Probleme. Ihre Schilderungen wirken authentisch, doch es ist schwierig, ihre Erlebnisse aus einer Metaperspektive zu besprechen. Da sie ihre Wahrnehmung kaum hinterfragen, einer anderen Altersklasse angehören und nicht die gleichen Sprachcodes wie die Lehrpersonen oder Psychologen verwenden, unterscheiden sich ihre Schilderungen von jenen der Schule oder der Eltern. Die Begründungen, die Kinder und Jugendliche für ihr Verhalten oder ihre Probleme anführen, wirken auf uns dann arbiträr oder nachgeschoben.

Ein Schüler ist überzeugt, dass er vom Unterricht ausgeschlossen wurde, weil er „nur einmal ein Heft vergessen" hat oder die Lehrerin „Probleme mit ihrem

Freund“ hat. Die entwicklungsbedingte Egozentrik bedeutet jedoch nicht, dass sich diese Kinder asozial verhalten oder über keinen Gemeinschaftssinn verfügen. Obiger Schüler benahm sich zwar im Unterricht unmöglich, doch gleichzeitig übergab er seiner Lehrerin zu ihrem Geburtstag liebevoll eine selbst angefertigte Zeichnung. Nur: Die Einsicht, dass man die Lehrerin nicht „dumme Kuh“ nennen sollte und dass man das Schulzimmer nicht mitten in der Lektion fluchend verlässt, war nicht vorhanden.

Im Vorgespräch erklärt der Gruppenleiter, *wie* die Gruppensitzungen ablaufen und welches die Erwartungen an die Teilnehmenden sind: Sie werden Geschichten hören, spielen und vor allem Gelegenheit haben, sich mit anderen Kindern auszutauschen. Wir erwähnen auch, dass Kinder und Jugendliche die Gruppe fast immer gerne besuchen. Der Gruppenbesuch sei jedoch freiwillig. Die ersten beiden Gruppenbesuche dienen darum dem Schnuppern. Die Teilnehmenden können sich also ein persönliches Bild von der Gruppe machen, bevor sie sich definitiv entscheiden. An der zweiten Sitzung werden sie gefragt, ob sie der Gruppe wirklich beitreten wollen. Von jedem, der sich entschließt, der Gruppe beizutreten, wird dann jedoch die regelmäßige Teilnahme erwartet. Wir machen aber auch deutlich, dass nicht alle aufgenommen werden: Ein definitiver Beitritt ist nur möglich, wenn der Gruppenleiter oder die Gruppenleiterin den Eindruck hat, dass sie in die Gruppe passen und bereit sind, mitzumachen! Letzteres ist ein wichtiges Kriterium für die Aufnahme. Man muss sich also in der Gruppe bewähren, wenn man aufgenommen werden will.

2.5.3 Kinder und Jugendliche als Täter begrüßen

Dieses Vorgehen hat einen Grund: Niemand will einer Gruppe beitreten, in die alle, unabhängig von Charakter, Verhalten und Geschichte, aufgenommen werden. Nun kann man einwenden, dass es hier um Kinder und Jugendliche geht, die mit Problemen kämpfen, familiäre Schwierigkeiten erleben und oft Traumen erlitten haben. Sie sind *wirklich* auf Hilfe angewiesen. Aufnahmekriterien aufzustellen, könnte ethisch problematisch sein. Wir haben jedoch festgestellt, dass Kinder sich in Gruppen eher engagieren und die Chance einer Besserung steigt, wenn sie den Erfolg sich selbst zuschreiben. Durch die Aufnahmekriterien kommunizieren wir den Kindern oder Jugendlichen, dass wir in ihnen nicht Opfer sehen, sondern Menschen, die ihr Schicksal selbst in die Hand nehmen. Unsere Botschaft ist: Ihr seid fähig, eure Probleme zu bewältigen. Ihr seid nicht hilflos!

Wir appellieren also an die Eigenverantwortung. Wenn man sich nicht um eine Aufnahme bemühen muss, dann hat die Gruppe in den Augen der meisten Kinder und Jugendlichen keinen Wert. Sie fühlen sich jedoch in ihrer Persönlichkeit aufgewertet, wenn sie sich um eine Aufnahme bemühen müssen. Werden sie aufgenommen, dann haben sie etwas erreicht! Für die meisten Kinder und Jugendlichen ist dies wichtig, sie möchten nicht zu den „Schrottkindern“ oder “Abfalljugendlichen“ gehören. Der Gruppenbesuch hat für sie – und die Eltern – einen Wert. Bei den wenigen Kindern oder Jugendlichen, die nicht aufgenommen werden, schlagen wir andere Maßnahmen vor: eine Einzeltherapie, eine schulische Maßnahme oder eine Familientherapie. Wir geben den Fachstellen, die das Kind oder den Jugendlichen überweisen, die entsprechende Rückmeldung oder führen Gespräche mit den Eltern und Lehrpersonen.

2.6 Gruppenbeginn: Unterthemen der einzelnen Sitzungen

Nach den Vorgesprächen, dem Studium der Berichte und Gesprächen mit einweisenden Fachstellen oder Eltern werden die Kinder oder Jugendlichen zum ersten Gruppenbesuch eingeladen. Wenn es sich um eine fortlaufende Gruppe handelt, dann nimmt der Gruppenleiter das Kind oder den Jugendlichen ca. 15 Minuten vor Gruppenbeginn in Empfang und stellt sie oder ihn den anderen Teilnehmenden vor. Meistens berichten diese dann selbst, was man in der Gruppe macht und wie man zusammenarbeitet.[15] Geschlossene Gruppen beginnen zu einem bestimmten Zeitpunkt und haben eine festgelegte Dauer. Gruppen für Kinder aus Scheidungssituationen werden über zehn bis zwölf Sitzungen durchgeführt, Gruppen zur Förderung der Sozialkompetenzen dauern in der Regel ein halbes Jahr, und bei Kriseninterventionen in Schulen beschränken wir uns auf vier Gruppensitzungen.

Wie bereits mehrmals erwähnt, konzentrieren sich die Gruppen auf ein Thema, das die Kinder oder Jugendlichen verbindet. Neben der Scheidung der Eltern und den Sozialkompetenzen kann es sich um Konflikte im Nahraum, Verhaltensprobleme in der Schule, schwierige Eltern (aus der Sicht der Kinder oder Jugendlichen), alkoholbelastete Familie etc. handeln. Thematische Gruppen werden von Eltern wie auch von Kindern und Jugendlichen eher akzeptiert als Gruppen, bei denen Kinder oder Jugendliche mit irgendwelchen Schwierigkeiten beitreten. Die Kinder oder Jugendlichen wissen vor Beginn der ersten Sitzung, dass sie ein The-

15 Fortlaufende Gruppen sind in der Regel die Baldur-Gruppe, die Gruppe für gewalttätige Jugendliche (Bad Boys), die Mädchengruppe und die Gruppe für Kinder aus alkoholbelasteten Familien.

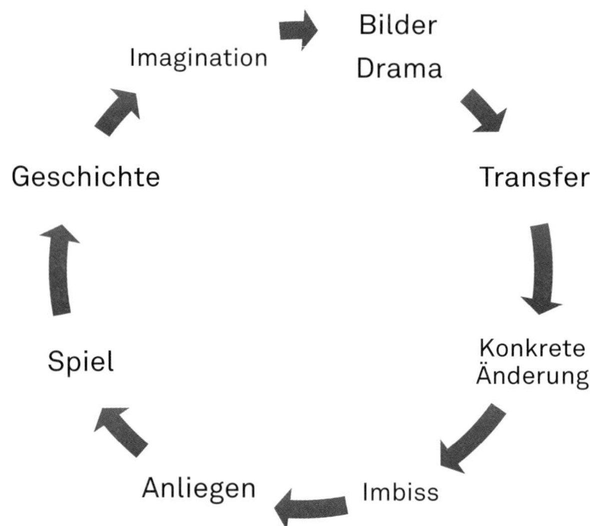

Abbildung 2-1: Mythodramatischer Kreis

ma verbindet und auf was man sich konzentrieren wird. Wie das Thema abgehandelt wird, entscheidet der Mythodramaleiter. Er oder sie bestimmt die *Unterthemen* der einzelnen Sitzungen. Er tut dies in Absprache mit seinen Gruppenmitgliedern, gemäß persönlicher Einschätzung oder den Vorschlägen in den Skripts zum Mythodrama.[16] Die Gruppen werden jedoch *prozessorientiert* geführt. Das bedeutet, dass nicht ein Programm durchgezogen wird, sondern lediglich der Ablauf mit den mythodramatischen Phasen und den Geschichten feststeht (Abb. 2-1). Die Probleme der Teilnehmer und Teilnehmerinnen haben den Vorrang. Was während der Sitzungen spontan eingebracht wird, muss Platz haben. Ziel der Sitzungen sind individuelle Antworten und nicht eine Lösung für alle.

2.6.1 Nervosität und gebannte Aufmerksamkeit

Während der ersten Sitzungen herrscht eine spezielle Atmosphäre. Eine Gruppe Menschen kommt zusammen im Wissen, dass sie in den nächsten Wochen oder Monaten intensiv zusammenarbeiten und Erlebnisse teilen wird. Niemand weiß jedoch, wie diese sein werden. Dutzende Fragen gehen sowohl den Teilnehmenden als auch den Gruppenleitern und den anwesenden Eltern durch den Kopf. Die Kinder halten sich zurück und machen oft einen schüchternen Eindruck. Sie über-

16 Skripts zu mythodramatischen Gruppen sind erhältlich unter www.ikm.ch oder info@ikm.ch.

legen sich: Wird man mich mögen? Finden mich die anderen Kinder blöd? Wieso muss ich dieser Gruppe „gestörter" Kinder beitreten? Werde ich akzeptiert? Sie hegen Befürchtungen, kämpfen mit Ängsten oder sind einfach neugierig. Bei jüngeren Kindern stehen noch die Eltern herum, beäugen die Gruppenleiter mit skeptischen, erwartungsvollen oder aufmunternden Blicken. Auch sie machen sich Gedanken: Ist der blonde Junge, der im Raum herumrennt, nicht zu aggressiv? Wird mein Sohn schlecht beeinflusst? Wieso trägt der Gruppenleiter ausgewaschene Jeans? Die meisten Fragen und Befürchtungen werden nicht ausgedrückt, sondern man hält sich zurück, ist freundlich und wartet auf das, was kommt.

2.6.2 Setzung der Form der Zusammenarbeit

In der ersten Sitzung fällt dem Gruppenleiter die Aufgabe zu, die Form der Zusammenarbeit zu definieren. Vor allem: Er muss bereit sein, die Gruppe zu prägen. Therapeutische Zurückhaltung ist nicht angebracht. Sowohl den Eltern als auch den Kindern gegenüber signalisiert er, dass er bereit ist, eine *Führungsrolle* zu übernehmen. Dies ist nicht jedem Gruppenleiter gegeben. Therapeuten geben sich oft gerne introvertiert, sind auf Harmonie bedacht und verzichten auf persönliche Stellungnahmen in dem Bestreben, das Abstinenzgebot einzuhalten. Bei Beginn eines neuen Gruppenzyklus muss man sich darum innerlich einen Ruck geben, sich in den Vordergrund schieben und dominieren wollen. Der Erstauftritt legt die Grundlagen für die anschließende gruppentherapeutische Arbeit und beeinflusst das Gruppenklima.

Je nachdem, wie der Gruppenleiter sich präsentiert, wie selbstsicher oder souverän er wirkt, wird die Gruppe konstruktiv zusammenarbeiten oder werden von Anfang an Misstöne drohen. Der primäre Eindruck, den der Gruppenleiter bei den Kindern oder Jugendlichen hinterlässt, beeinflusst den späteren Verlauf der Gruppe. Wird sie zu einer Chaosgruppe oder ist konstruktive Zusammenarbeit möglich? Die Ruhe, die während der ersten Sitzung herrscht, und die Aufmerksamkeit, die dem Gruppenleiter geschenkt wird, ist eine *Einflugschneise*, um Vorstellungen der Zusammenarbeit zu kommunizieren. Die meisten Kinder und Jugendlichen nehmen die Haltung, Stimmung und den mentalen Zustand des Gruppenleiters direkt und unmittelbar wahr. Gemäß Dan Zahavi (2014) handelt es sich bei dieser direkten Wahrnehmung um eine Empathie, ohne intersubjektiven Vorgang. Der Gruppenleiter hinterlässt ein Bild von sich, das bei den Kindern und Jugendlichen nachwirkt.

Jede Gruppe hat ihr eigenes Profil, das so verschieden ist wie die Menschen, die die Gruppen bilden. Da man zu Beginn eines Zyklus nicht weiß, wie eine Gruppe sich entwickeln wird, muss man auf alles gefasst sein. Es kann sein, dass die Gruppe schwierig zu führen ist und die Kinder sich nicht verstehen. Vielleicht hat man aber auch eine Supergruppe vor sich, die einem reine Freude bereitet.

Die meisten Kinder oder Jugendlichen fragen sich, welche Rolle der Gruppenleiter einnimmt. Zieht er sich im Verlauf eher in den Hintergrund zurück? Verhält er sich wie eine Lehrperson? Wird er ihnen ein Programm aufzwingen? Handelt es sich um einen Chaoten? Wichtig ist, dass der Gruppenleiter die Unbestimmtheit und Offenheit, die während der ersten beiden Sitzungen herrschen, nutzt, um sich als *gutmütige Autorität* einzubringen. Die Kinder und Jugendlichen sollten merken, dass er bereit ist, Verantwortung zu übernehmen für das Gruppengeschehen, dass er etwas von ihnen will, ihnen jedoch gleichzeitig den Freiraum für eigene Ideen gibt. Der Auftritt des Leiters gleicht einer Inszenierung vor einem skeptischen Theaterpublikum. Der Gruppenleiter kommuniziert, *wie* er sich die Zusammenarbeit unter den Kindern oder Jugendlichen vorstellt. Er sollte als Person wahrgenommen werden, die sich an einer Vorstellung der Gruppenarbeit orientiert und diese realisieren will. Er erklärt, dass die Teilnehmenden Geschichten hören, jedoch auch spielen, zeichnen und Theater spielen werden.

Um zu überzeugen, muss er mit allen anwesenden Kindern, Jugendlichen und Erwachsenen in Kontakt treten und sie während der Sitzung im Auge behalten. Sie sollten merken, dass er reagiert, wenn sie unruhig, abwesend, irritiert oder traurig sind. Vor allem muss der Gruppenleiter die Teilnehmenden überzeugen, dass er sich für sie interessiert und es ihm nicht egal ist, wie es ihnen geht. Sein Interesse darf jedoch nicht gekünstelt oder zu autoritär wirken. Kinder oder Jugendliche reagieren mit Widerstand, wenn der Gruppenleiter oder die Gruppenleiterin sich forciert spaßig, betont empathisch, zu autoritär oder zu distanziert gibt.

Im Unterschied zu Erwachsenen halten sich Kinder und Jugendliche kaum mit ihrem Urteil zurück, wenn ihnen der Gruppenleiter nicht passt, vor allem, weil sie sich durch die Anwesenheit der Kolleginnen und Kollegen geschützt fühlen. Spätestens nach der dritten Sitzung äußern sie, was sie vom Gruppenleiter denken und was ihnen nicht gefällt. Die Bemerkungen der Kinder oder Jugendlichen können verletzend sein. Kinder beachten vielfach Tabus bei Sozialkontakten noch nicht oder wollen provozieren. In einer Gruppe verkleidete sich beispielsweise eine Gruppenleiterin, die leicht übergewichtig war, als die Prinzessin, die in der mythodramatischen Geschichte vorkam. Sie wollte die Kinder damit überraschen. „So eine Fette kann keine Prinzessin sein!“, war die Reaktion einiger Kinder.

Der Gruppenleiter wiederum teilt den Kindern oder Jugendlichen mit, was ihm *persönlich* an der Gruppenarbeit *gefällt*. Die meisten Kinder oder Jugendlichen wollen wissen, ob der Gruppenleiter sich mit Verve und Begeisterung für sie einsetzt oder einfach seinen Job macht. Man muss sich darüber klar sein, dass man Gefühle nicht verbergen oder hinter einer Fassade verstecken kann. Wichtig ist aber vor allem, dass man auf seine persönlichen Grenzen hinweist. Die Teilnehmenden müssen wissen, was *nicht* akzeptiert wird und welche Regeln *zwingend* befolgt werden müssen: keine Gewalt, keine Übergriffe, keine unentschuldigten Absenzen, und – ganz wichtig – den Anweisungen des Gruppenleiters ist Folge zu leisten! Diese Vorgaben werden am Anfang eines Gruppenzyklus kommuniziert, auch wenn die Teilnehmenden einen harmlosen und friedlichen Eindruck machen. Der Gruppenleiter signalisiert auch, wann er einschreiten wird und welche Regeln gelten. Des Weiteren erwartet der Gruppenleiter von den Kindern oder Jugendlichen eine *Gegenleistung* für sein Engagement: Auch sie sollen ihr Bestes geben. Natürlich ist ihm bewusst, dass dies nur im Rahmen der persönlichen Ressourcen der Teilnehmenden möglich ist und viele Kinder und Jugendliche damit überfordert sein können, die Gruppenregeln zu respektieren. Sie sollen jedoch nicht als Opfer oder Defizitwesen angesprochen werden, sondern als eigenständige Menschen, die fähig sind, sich in der Gruppe zu integrieren.

Wenn die Kinder oder Jugendlichen nicht aufmerksam sind oder gar Unruhe herrscht, wie es bei Kriseninterventionen in Schulen der Fall sein kann, dann bleibt der Leiter oder die Leiterin cool, biedert sich nicht an oder bettelt um Aufmerksamkeit, sondern wartet geduldig, bis Ruhe einkehrt. Er oder sie macht klar: Bevor nicht alle Teilnehmenden ruhig sind, beginnt die Sitzung nicht. Die Gruppenmitglieder haben sich *ihm* bzw. *ihr* anzupassen und nicht umgekehrt. Mit diesem Vorgehen ist man vor allem bei Kriseninterventionen, die den Teilnehmenden verordnet werden, eher erfolgreich, als wenn man sie anfleht, still zu sein und zu kooperieren. Innerlich muss man sich als Gruppenleiter gewissermaßen „aufpowern", Ambivalenzen darf man in diesem Moment nicht zulassen (siehe Guggenbühl, 2002). Wenn es wirklich nicht geht, weil die Kinder oder Jugendlichen nicht aufmerksam sind und sich nicht zähmen lassen, dann teilt der Gruppenleiter ihnen mit, dass er nicht bereit ist, mit ihnen zu arbeiten. Dies ist allerdings äußerst selten der Fall. Damit man als Gruppenleiter der Gruppe nicht ausgeliefert ist, muss man auch das Scheitern einer Gruppe innerlich zulassen.

Die autoritative Auftrittsart empfiehlt sich jedoch nicht immer. Wie erwähnt unterscheiden sich Gruppen in ihrer Dynamik, Ansprechbarkeit, Kohäsion, Aufmerksamkeitsspanne, Emotionalität und ihrem Humor. Es gibt Gruppen, da herrscht auch in der zweiten, dritten Sitzung bedächtige Stille, bei anderen reden und unterhalten sich die Teilnehmenden ständig und scheinen die Gruppenleitung zu ignorieren, und wieder andere neigen zu Chaos. Die Stimmung hängt nicht nur von der Konstellation der Gruppe ab, sondern auch vom Thema und vom Auftrag.

Bei Kriseninterventionen gilt es eher, bestimmt und entschlossen aufzutreten, da im Gegensatz zu den fortlaufenden Gruppen wenig Zeit zur Verfügung steht, um mit den Kindern und Jugendlichen in Beziehung zu treten oder um einen Konflikt zu lösen. Der Gruppenleiter muss darum als *Oberbandenführer* wahrgenommen werden, der einen Prozess anstößt. Bei Kriseninterventionen sind jedoch auch individuelle Begrüßungen und persönliche Fragen wichtig: „Woher kommst du? Wohnst du schon lange in dieser Gemeinde?"

Bei thematischen, fortlaufenden Gruppen geht es nicht nur um die identifizierten Probleme, sondern darum, dass der Gruppenleiter ein *Beziehungsangebot* macht. Dies ist wichtig, da die Kinder oder Jugendlichen sich in der Regel nicht kennen und während der ersten Sitzungen zurückhaltend sind. Sowohl bei den Kriseninterventionen als auch den Therapiegruppen geht es jedoch darum, das *Vertrauen* der Kinder oder Jugendlichen zu gewinnen. Am Anfang der Gruppensitzungen sollte der Gruppenleiter keine Ambivalenzen zeigen, sondern seine Entschlossenheit bekunden, den Teilnehmenden zu helfen. Gewinnt er deren Vertrauen, dann lassen sie sich eher auf das Mythodrama ein.

Beim Erstauftritt betont der Gruppenleiter außerdem, dass die Sitzungen *minimal strukturiert* geführt werden. Die Teilnehmenden können selbst entscheiden, wie weit sie sich einbringen wollen, welche persönlichen Erfahrungen sie teilen und was sie für sich behalten wollen. Der Leiter weist auch auf die Umgangsregeln hin, die respektiert werden sollen. Sie betreffen den Umgang untereinander und die Themen, die man durchnimmt. Er erklärt weiter, dass es sich beim Mythodrama um eine Methode handelt, bei der man mit Geschichten arbeitet. Die Teilnehmenden werden also in fast jeder Sitzung eine Geschichte hören und sie weiterspinnen. Es geht darum, mithilfe dieser Geschichten persönliche Herausforderungen zu bewältigen. In den nachfolgenden Kapiteln werden die konkreten Vorgehensweisen, die Prinzipien und die psychologischen Grundsätze, auf denen dieser Ansatz basiert, erläutert.

2.6.3 Die Gruppe steht im Zusammenhang mit dem eigenen Leben

Damit die Gruppe oder die einzelnen Teilnehmenden ihr Verhalten reflektieren, muss der Gruppenleiter auf den Zusammenhang zwischen den Gruppenaktivitäten und ihren persönlichen Themen hinweisen. Den Teilnehmenden soll bewusst sein, dass es um *ihre* Situation geht und der Gruppenbesuch Änderungen in der Schule, Familie, Freizeit oder bei ihnen selbst bewirken soll. Dies hervorzuheben, ist wichtig, da im Gegensatz zu Erwachsenen, denen beim Besuch einer Therapiegruppe dieser Zusammenhang bewusst ist, Kinder oder Jugendliche die Gruppe leicht mit einer Nacherziehung, Strafe, verordneten Freizeitaktivität oder Spielgruppe verwechseln. Sie halten sich dann eher zurück, sei es, weil sie sich schämen, sie sich schützen wollen oder weil sie kein Vertrauen in die Gruppe und ihren Leiter haben.

2.6.4 Betonung der Gemeinsamkeiten

Der Leiter des Mythodramas weist auf die Gemeinsamkeiten der Teilnehmenden hin. Er betont, dass alle mit großer Wahrscheinlichkeit ähnliche Herausforderungen bewältigen müssen, in einer ähnlichen Situation sind oder mit einem ähnlichen Problem konfrontiert werden. Er macht deutlich, dass es sich beim Mythodrama um einen Weg handelt, um den Teilnehmenden zu eigenen Antworten auf ihre Herausforderungen zu verhelfen. Während der Sitzungen haben darum die Erlebnisse der einzelnen Gruppenmitglieder Priorität. Die Gruppenleitung betont jedoch auch, dass niemand gezwungen werde, persönliche Erfahrungen oder Probleme zu äußern. Man darf auch schweigen.

Bei der *Baldur-Gruppe*, die für Kinder mit einem Elternteil offen ist, der mit einem größeren psychischen Problem kämpft, klingt das ungefähr so: „Ihr alle habt liebe Eltern, ihr habt sie gern. Doch: Ihr habt auch Momente erlebt, wo ihr eure Mutter oder euren Vater nicht verstehen konntet." Der Gruppenleiter gibt dann Beispiele von Kindern aus anderen Gruppen oder die er sonst kennt. Aus Diskretionsgründen werden die Beispiele verzerrt vorgestellt. Damit die Kinder sie nachvollziehen und sie mit ihrem Leben verbinden können, müssen sie möglichst *plastisch* geschildert werden. In der Baldur-Gruppe beschreibt der Mythodramaleiter zum Beispiel, wie die Mutter eines Mädchens in der Nacht im Pyjama aus der Wohnung stürmte und begann, auf der Straße religiöse Lieder zu singen; oder wie der Vater eines Jungen zum Spaß beim Autofahren in andere Autos hineinfuhr. Wenn die Kinder oder Jugendlichen von Erlebnissen von Altersgenossen in ähnlichen familiären Situationen hören, fällt es ihnen leichter, über eigene Erfahrungen zu reden.

In den *Gruppen für Scheidungskinder* erklärt der Gruppenleiter, dass alle Teilnehmenden Eltern haben, die in Trennung oder Scheidung sind. Vielleicht erwähnt er noch einige typische Probleme, mit denen sich Scheidungskinder auseinandersetzen müssen: zwei Wohnsitze, schwierige Besuchsregeln, Loyalitäten.

In *Gruppen zur Förderung der sozialen Kompetenzen* wird der Gruppenleiter konstatieren, dass alle Gruppenmitglieder sich in gewissen sozialen Situationen überfordert fühlen. Er wird vielleicht anbringen, dass sich das Umfeld an ihrem Verhalten stört, und dies anhand von Beispielen konkretisieren. Bei anderen thematischen Gruppen geht es um Identitätsprobleme, Traumen, Familienkonflikte oder schulische Probleme.

In den verschiedenen Gruppen kann es sich also um die eigenen sozialen Kompetenzen handeln, die Auswirkungen der Scheidung der Eltern (siehe Guggenbühl, 1998b), eigene Gewalttaten (die Gruppe der Bad Boys) oder die Suche nach einer eigenen Identität (Mädchengruppe).

Weitere Gruppen werden außerdem angeboten für Kinder oder Jugendliche aus *alkoholbelasteten Familien,* für *kriegstraumatisierte Kinder und Jugendliche* (Binnenflüchtlinge [IDP] oder Flüchtlinge)[17] und *jugendliche Gewalttäter.*

2.6.5 Kleine Geschichten helfen weiter

Der Gruppenleiter kann in einer der ersten Sitzungen einbringen, was er von den einzelnen Teilnehmenden weiß. Er betont jedoch, dass er lediglich wiedergibt, was er gehört oder gelesen hat. Es kann stimmen oder auch nicht. Wichtig ist jedoch, dass die Kinder oder Jugendlichen nicht bloßgestellt werden. Eine Möglichkeit ist, aus den Informationen, die der Gruppenleiter erhalten hat, eine *kleine Anekdote* zu kreieren. Er dramatisiert die Vorfälle, Verhaltensweisen oder Situationen, von denen er erfahren oder gelesen hat. Wenn er in einem Bericht von einem Jugendlichen zum Beispiel erfährt, dass jener ein Pult aus dem zweiten Stock seines Schulhauses gestoßen hat, dann schildert er, wie er sich diesen Vorfall vorstellt: die Anstrengung, das Pult zu heben, die Schwierigkeit, es über den Fensterrand zu schieben, und schließlich das laute Krachen beim Aufschlag auf einem Trottoir. Haben Passanten applaudiert? Bei Aussagen zur Persönlichkeit, bei Diagnosen sowie kategorischen Urteilen hält sich der Gruppenleiter jedoch zurück. Das jeweilige Kind oder der jeweilige Jugendliche wird nicht schlecht gemacht, sondern als Protagonist einer außergewöhnlichen Szene vorgestellt. Wir wollen Kinder nicht beschämen, sondern es ihnen leichter machen, über sich zu reden. Moralisch verwerfliche Aktionen werden als solche bezeichnet, ohne jedoch das betreffende Kind oder den Jugendlichen abzuwerten. „Plötzlich wurdest du wütend, hast deinen Kollegen angeschnauzt und gabst ihm die Faust. Hast du es bewusst gemacht? Du weißt ja, auch wenn man wütend ist, schlägt man nicht gleich zu.“ Beim Schildern der Vorfälle verzichtet der Gruppenleiter auf Substantivierun-

17 Siehe dazu das Projekt Nergi: Hilfe für IDP-Kinder und -Jugendliche. Näheres unter www.nergi.ch

gen, wie „er ist ein mühsamer Schüler“ oder „ein typischer ADHSler“, sondern er umschreibt Verhaltensweisen.

Der Gruppenleiter entscheidet von Fall zu Fall, welche Vorinformationen einem Teilnehmer oder einer Teilnehmerin zugemutet werden können. Er überlegt sich auch, wann er seine Informationen vermittelt: während eines vertraulichen Zweiergesprächs oder während einer Gesprächsrunde mit allen Teilnehmenden. Wenn die Vorinformationen von allen Gruppenmitgliedern geteilt werden, dann stärkt dies das Gefühl der Zusammengehörigkeit. Die Kinder oder Jugendlichen realisieren, dass sie alle mit ähnlichen Schwierigkeiten kämpfen.

In den Gruppen für Kinder aus alkoholbelasteten Familien, in der Baldur- und der Scheidungsgruppe muss man jedoch vorsichtig sein bei der Beschreibung der Bezugspersonen. Schilderungen von Taten, Ereignissen und Verhaltensweisen sind meistens unproblematisch, bei Hintergrundinformationen sollte man jedoch zurückhaltend sein. Nicht alle Gruppenteilnehmenden müssen wissen, dass die Mutter eines Jungen zwei Selbstmordversuche verübt hat oder ein Kollege ihn als Verräter beschimpft. Handlungen, die Kinder oder Jugendliche selbst zu verantworten haben, können dagegen eher berichtet werden. Der Gruppenleiter kann also der Gruppe verraten, dass ein Teilnehmender gedroht hatte, die Schule anzuzünden, oder in einem Laden Handys stahl, um sie an Kollegen zu verkaufen. Der Fokus liegt auf dem, was das Kind oder der Jugendliche getan hat.

Bei der fortlaufenden Gruppe der jugendlichen Gewalttäter, der Bad Boys, konfrontiert der Gruppenleiter die Jugendlichen mit ihren Taten. „Du hast anscheinend einen Schulkollegen bedroht. Du hast dich vor ihn gestellt und ihm mitgeteilt, er lebe gefährlich! Und ihm deine Faust gezeigt!“, wird er zum Beispiel sagen. Die Jungen vernehmen die Gründe, die zur Anmeldung in die Gruppe führten. Wie erwähnt, nimmt der Gruppenleiter Stellung, verzichtet jedoch auf Moralisierungen oder einen abschätzigen Tonfall.

Die Baumhütte

Du bist in einem Dschungel. Es ist dunkel. Die Bäume sind sehr hoch, und die Kronen lassen kaum Sonnenlicht hinein. Du hörst das Rauschen der Blätter und das Zwitschern der Vögel, außerdem Affengeschrei. Der Boden des Dschungels ist matschig. Es ist nicht einfach, sich fortzubewegen. Du bist außer Atem. Nach einem anstrengenden Fußmarsch einen trüben, breiten Fluss entlang erreichst du endlich eine Waldlichtung. In der Krone eines Baumes fällt dir etwas Großes auf … Es ist eine kleine Holzhütte! Jemand hat eine Baumhütte gebaut. Unglaublich. Eine Strickleiter führt zur Hütte. Du beginnst hinaufzusteigen. Beim Hinaufklet-

tern schwingt die Leiter plötzlich gefährlich hin und her. Deine Knie zittern wie Espenlaub. Langsam kletterst du weiter. Dein Herz pocht nun ganz laut. Du hast Angst. Von Weitem hörst du das Röhren eines Elefanten. Nun hast du die Baumhütte erreicht. Dir fallen die roten Vorhänge auf, die an der Tür hängen. Ein laut krächzender Papagei fliegt vorbei. Nun stehst du in der Hütte. Das gibt es doch nicht! Du siehst die Umrisse von komischen Figuren. Du weichst zurück, klammerst dich an deine Pistole. Wer ist das?
Jetzt erst erkennst du die Gestalten. Sie wirken verängstigt. Du trittst näher heran. Sie stellen sich vor. Es handelt sich um Rosa und Paul. Rosa trägt einen zerrissenen, geblümten Rock. Ihre Haare sind fettig und fallen auf ihre Schultern. Ihre Augen sind gerötet. Sie riecht nach Schweiß und billigem Parfüm. Sie hat sicher viel erlebt, denkst du. Paul sitzt auf einem halb zerfallenen, blauen Sofa. Er trägt eine kurze Hose und ein dunkles Hemd. Die Hose hat er oben zugeschnürt. Seine blonden Haare sind von der Sonne gebleicht und vom Wind zerwühlt. Die braune Haut sieht aus wie Leder. Er blickt dich spöttisch an und meint, so einer wie du habe ihnen noch gefehlt, nach all dem, was sie erlebt hätten.
Auf dem Tisch steht eine Kerze. Ein feiner Lichtstrahl erhellt den Tisch, der aus Brettern zusammengenagelt wurde. Plötzlich erscheint eine weitere Person. Ein Mann, gekleidet wie ein Postbote. Er hält eine bunte Postkarte, auf der ein Kreuzfahrtschiff abgebildet ist, in der Hand und legt sie auf den Boden. Von wem könnte sie wohl sein? Rosa erhebt sich mühsam und holt die Karte. Sie liest vor: „Liebe Rosa, ich habe wichtige Neuigkeiten für dich …"
Als Rosa mit dem Vorlesen des Briefes fertig ist, ertönt kaum hörbar Pauls Stimme: „Das habe ich befürchtet. Was machen wir jetzt?" Er flüstert unter Tränen: „Wir müssen das Kanu finden. Wir bekommen Besuch, das ist klar. Ich weiß, wer schuldig ist, wer uns verraten hat!" Rosa und Paul blicken dich wütend an. Du verlässt die Hütte, steigst die Strickleiter hinunter und rennst gehetzt weiter. Plötzlich stolperst du über einen Wurzelstock. Hinter dir hörst du Stimmen, dann verlierst du das Bewusstsein …
Als du aufwachst, hörst du eine warme, sanfte Stimme. Sie flüstert einen Zauberspruch. Auf deinem Gesicht spürst du die wärmenden Sonnenstrahlen. Du öffnest die Augen und stellst fest, dass du nun ganz woanders bist. Was ist geschehen? Wie geht die Geschichte weiter?

Geschichte für Kinder und Jugendliche zwischen 9 und 14 Jahren. In ihr werden schwierige soziale Situationen und Erlebnisse sowie Ängste angesprochen. Weitere Geschichten unter www.mythodrama.com

2.7 Persönliche Einschätzung: Verhalten innerhalb der Gruppe

Je nach Vertrauensgrad mag der Gruppenleiter eine *persönliche Einschätzung* hinzufügen. Er teilt dann den Gruppenteilnehmenden mit, was die Berichte und Gespräche in ihm ausgelöst haben. Er versucht, dabei auch die Perspektive anderer Beteiligter einzubringen. Er benutzt Sätze wie: „Das würde mich als Lehrerin ärgern, wenn ein Schüler ..." oder „Ich verstehe nicht, wie man dir dies antun konnte". Handelt es sich um einen krassen Vorfall, wie einen Gewaltakt, einen Betrug oder eine rassistische Aktion, dann nimmt er nach der Schilderung des Vorfalls Stellung: „Ich persönlich finde, dass man nicht jemanden die Treppe hinunterstößt, nur weil er nicht Schweizerdeutsch sprechen will"; oder: „Ich habe nichts gegen Alkohol, doch Komatrinken finde ich furchtbar!" Die Teilnehmenden lassen zwar durch solche kategorischen Aussagen kaum von ihrem Verhalten ab, doch langfristig hilft es ihnen zu wissen, wo der Gruppenleiter steht. Oft repräsentiert er einen moralischen Gegenpol. Die Chance ist, dass das Kind oder der Jugendliche die Haltung des Gruppenleiters internalisiert. In dieser Phase der Gruppenarbeit geht es jedoch nicht um Schuldzuweisungen oder Aburteilungen, sondern um die Vermittlung der Eindrücke anderer Personen und Stellen.

Außer bei schwerwiegendem Fehlverhalten können die Schilderungen in einem humorvollen Tonfall erfolgen. Die Teilnehmenden sollen angeregt werden, über sich selbst nachzudenken. Dies ist leichter, wenn eine aufgelockerte Stimmung herrscht und der Vorfall nicht als schwerwiegendes Fehlverhalten präsentiert wird. Durch den Humor wird ein Verhalten oder eine Tat auf eine andere Ebene gehoben. Man kann schmunzeln, ohne dass man das Fehlverhalten gutheißt oder sanktioniert. Ein Junge musste die Gruppe der „sozialen Kompetenzen" besuchen, weil sein usurpatorisches Verhalten für seine Lehrpersonen zu einem Problem wurde. Der Gruppenleiter des Mythodramas schilderte ein Beispiel:

> *„Ein heißer Sommertag. Die Schüler und Schülerinnen der vierten Primarklasse müssen jedoch eine Prüfung schreiben. Der Junge fehlt. Nach zehn Minuten geht die Türe mit einem lauten Knall auf. Der fehlende Junge steht unter der Türschwelle, in Badehose gekleidet, eine Taucherbrille auf dem Kopf und Schnorchel um den Hals. Er blickt seine Schulkollegen und -kolleginnen keck an und ruft laut: ‚So, ich gebe euch allen frei! Wir gehen baden!' Die Klasse grölt, etliche Schüler stehen auf und spurten nach draußen. Die Lehrerin hat große Mühe, ihre Klasse zu beruhigen. Der Taucherbrillenjunge ist bekannt für solche Aktionen und muss darum die ‚Gruppe für soziale Kompetenzen' besuchen."*

Der Junge und die Gruppe realisieren natürlich, dass solches Verhalten von der Schule nicht toleriert wird. Der Junge sollte nun, zusammen mit seinen Kollegen und Kolleginnen, überlegen, wieso er sich so verhalten hat und wie es dazu gekommen ist. Der Vorfall wird dramatisch geschildert, um den Fokus auf die psychologische Ebene zu lenken. Es geht um ein Nachdenken über sich selbst.

2.8 Flexible Zielsetzungen und Erwartungen der mythodramatischen Therapie

Wenn Kinder oder Jugendliche zu mythodramatischen Sitzungen angemeldet werden, dann ist dies mit *Erwartungen* verbunden. Es geht nicht um Selbsterfahrung, sondern um die Bewältigung eines Problems: Rückgang der aggressiven Ausbrüche, friedlicheres Verhalten in der Familie, Anschluss an Kollegen, Reduktion der Spannungen in der Schule, Bewältigung der Gamesucht, Umgang mit einer schwierigen persönlichen oder familiären Situation etc. Eltern und Fachstellen hoffen, dass der Besuch der Gruppe dem betreffenden Kind oder Jugendlichen helfen wird. Als Therapeut übernehmen wir die Informationen der Fachstellen, der Schule und der Eltern nicht unbesehen, sondern diskutieren sie auf der Grundlage eigener Erfahrungen mit dem Kind oder Jugendlichen. Welchen Auftrag man sich gibt, kann man als Therapeut darum erst nach der zweiten oder dritten Gruppensitzung definitiv entscheiden. Der Eindruck, den das Kind oder der Jugendliche macht, die Dynamik der jeweiligen Gruppe und die Frage, ob das Kind oder der Jugendliche in die Gruppenarbeit einsteigt, spielen eine Rolle. Kinder oder Jugendliche werden durch den Gruppenbesuch nicht zu anderen Menschen. Ziel ist, ihnen zu helfen, die Herausforderung, die ihnen Probleme bereitet, besser zu bewältigen oder mit einer Seite ihrer Persönlichkeit besser umzugehen. Die Aufgabe des Mythodramaleiters ist, zu Beginn eines Gruppenzyklus eine Vorstellung zu entwickeln, inwiefern der Gruppenbesuch dem betreffenden Kind oder Jugendlichen helfen kann und welche Ziele angepeilt werden können. Die Erwartungen und die Persönlichkeitsbeschreibungen aus dem Umfeld der Kinder und Jugendlichen sind in diesem Zusammenhang sehr wichtig, sie entsprechen jedoch vielfach nicht den Erfahrungen des Gruppenleiters.

Ein neunjähriges Mädchen wurde der Gruppe zur Förderung der sozialen Kompetenzen zugeteilt. Das Mädchen galt als extrem schüchtern und zurückhaltend. In der Schule sage sie kaum je ein Wort und Kontakt zu Kolleginnen habe sie praktisch keinen. Eltern und Lehrpersonen machten sich Sorgen um sie. Selektiver Mutismus vor dem Hintergrund einer Sozialphobie war die Diagnose des Kinder-

und Jugendpsychiatrischen Dienstes. Die Hoffnung war, dass sie ihre Zurückhaltung gegenüber Gleichaltrigen verlor und wagte, sich an Gesprächen zu beteiligen und Gefühle zu äußern. Tatsächlich schwieg sie während der ersten zwei Gruppensitzungen. Sie schien sowohl die Gruppenleitung als auch die anderen Kinder zu ignorieren. In der dritten Sitzung kam es zum großen Durchbruch. Sie begann zu reden – und hörte nicht auf! Es stellte sich heraus, dass sie die Personen in ihrer Umgebung gerne herumkommandierte und die volle Aufmerksamkeit für sich beanspruchte. Ihr Mutismus war Ausdruck eines übermäßigen Kontrollbedürfnisses und nicht einer Sozialphobie. Die Gruppentherapie deckte die Hintergründe ihres Mutismus auf.

Aufgrund solcher Diskrepanzen zwischen dem Eindruck in der Gruppe und der Außenwahrnehmung können sich die Zielsetzungen ändern. Bei den Zielen, die von der Schule, den Eltern oder anderen Stellen gesetzt werden, handelt es sich oft um Erwartungen aus einem bestimmten Kontext heraus. Das Verhalten des Kindes spiegelt die Dynamik und die Normen eines bestimmten sozialen Settings wider. Insofern beeinflusst der soziale Kontext das Verhalten. Störungen sind oft nicht nur auf die Persönlichkeit zurückzuführen, sondern auch Ausdruck schulischer oder familiärer Konstellationen. Die mythodramatische Gruppentherapie richtet sich darum nicht nur nach den diagnostizierten Defiziten, sondern wagt andere Setzungen, wenn die Erfahrungen in der Gruppe dies erfordern. Wenn wir eisern an den Aufträgen der Außeninstanzen festhalten würden, dann liefen wir Gefahr, uns vor nicht bekannten Seiten und überraschenden Eigenschaften der Kinder und Jugendlichen zu verschließen. Zielgerichtetheit würde so zu einer Abwehrstrategie gegenüber Erkenntnissen, die sich im Laufe der Sitzungen ergeben.

3
Phase zwei: Spaß und Bewegung – das gemeinsame Spiel

Zusammenfassung

Nach der Begrüßung und der ersten Gesprächsrunde schlägt der Mythodramaleiter der Gruppe eine spielerische Aktivität vor. In diesem Kapitel wird auf die Bedeutung des Spiels eingegangen und beschrieben, was spielerische Aktivitäten bei den Kindern oder Jugendlichen auslösen. Das Spiel soll auf die dritte Phase des Mythodramas, das Anhören der Geschichte, vorbereiten.

3.1 Spielerische Begegnungen erleichtern den Kontakt

„Nein! Dass ich dich hier wiedersehe!" – die beiden Mädchen rennen aufeinander zu, umarmen sich und kreischen vor Freude. Neben ihnen stehen zwei Jungen. Auch sie begrüßen sich. Sie klopfen sich auf die Schultern. Einer sagt: „So, hast es doch überlebt!" Der andere antwortet: „Sieht fast so aus!"

Wenige Minuten vorher standen sich die Mädchen und die Knaben noch schüchtern gegenüber, wagten kaum, sich gegenseitig anzusehen oder die Hände zu reichen. Den Ausführungen des Gruppenleiters hörten sie die letzten zehn Minuten zu, im Gruppengespräch hatten sie sich zurückgehalten. Nun beteiligen sie sich jedoch aktiv an einer spielerischen Aktivität des Mythodramas. Das Spiel, bei dem der Gruppenleiter schrittweise vorgeht, führt bei ihnen zu einem Stimmungsumschwung! Freudig, offen und locker gehen sie nun aufeinander zu. Ihre Schüchternheit ist verflogen.

Zuerst lädt der Gruppenleiter die Kinder ein, unkoordiniert durch den Raum zu schreiten und einen möglichst großen Abstand zu den anderen einzunehmen. Anschließend dürfen sie sich gegenseitig zurückhaltend anblicken, bis sie nach weiteren Begegnungsvarianten so tun können, als würden sie auf der Straße zufällig einen sehr guten Freund oder eine sehr gute Freundin treffen, der oder die jahrelang verschollen war. Es kommt zu der eingangs erwähnten Szene.

Diese und ähnliche spielerische Aktivitäten werden in der zweiten Phase des Mythodramas durchgeführt.[18] Es geht darum, die Teilnehmenden aufzulockern und auf das Hören der Geschichte vorzubereiten. Wenn die Stimmung unter den Teilnehmenden vorher verhalten war, wird sie durch solche Übungen verändert. Dank derartiger spielerischer Aktivitäten werden die Kinder oder Jugendlichen offener, drücken eher ihre Gefühle aus und gehen spontan aufeinander zu.

3.2 In der Einfachheit liegt das Geheimnis

Es gibt unzählige Spiele und soziale Aktivitäten, die in dieser zweiten Phase des Mythodramas durchgeführt werden können. Das Spielen muss dabei dem Alter der Teilnehmenden und ihren Interessen angepasst werden. Jüngere Kinder schätzen Spiele mit viel Bewegungen. Ältere Kinder und Jugendliche bevorzugen Spiele, die soziale Interaktionen beinhalten und ein bisschen „frech" wirken. Die Spiele sollten einfach erklärbar sein, die Teilnehmenden herausfordern und vor allem Spaß machen. Zu komplizierte Spiele hemmen die Dynamik der Gruppe. Die Spiele müssen außerdem den räumlichen Möglichkeiten angepasst werden. Viele eignen sich nur in großen Hallen, andere kann man in Singsälen, Konferenzräumen oder normalen Schulzimmern durchführen. Wenn kein Raum zur Verfügung steht und die Gruppe nicht zu groß ist, dann werden soziale Aktivitäten vorgeschlagen, die wenig Bewegungsraum beanspruchen. Es sollten auch Übungen gewählt werden, die möglichst ohne technische Mittel auskommen.

Die Aktivitäten werden eingesetzt, um die Teilnehmenden in eine lockere Stimmung zu versetzen und in eine spielerische Haltung zu bringen. Sie sollen es den Teilnehmenden ermöglichen, auf unproblematische Weise aufeinander zuzugehen, ihre Emotionen zu zeigen und sich als Gruppe zu erleben. Dies macht es für sie leichter, gemeinsam eine Geschichte anzuhören.

Das Spielerische ist während der ganzen Sitzung wichtig. Gemäß meinen Erfahrungen lösen Aufforderungen, sich zu bewegen, mit den Armen zu gestikulieren, Grimassen zu schneiden, zu wippen oder zu springen, viel aus. Kinder, jedoch oft auch Jugendliche, geraten in einen anderen Modus. Sie legen ihre Zurückhal-

---

18 Vorschläge für soziale Aktivitäten im Rahmen des Mythodramas findet man online auf: www.mythodrama.com.

tung ab und erleben sich selbst wie auch die Umwelt offener. Auf den nächsten Seiten werde ich erörtern, was mit der Modusänderung durch die spielerische Aktivität gemeint ist. Um dies zu verstehen, hilft es, wenn wir die Einstellung, die uns im Alltag vertraut ist, genauer unter die Lupe nehmen und diese mit der spielerischen Einstellung vergleichen.

3.3 Die ganz normale Unterwerfung macht uns tüchtig

Sowohl das Verhalten wie auch das Denken hängen vom sozialen Kontext und der sozialen Topografie ab, in der sich Kinder und Jugendliche bewegen. Wenn Kinder das Schulzimmer betreten, dann ändert sich ihre Wahrnehmung, ihr Denken und ihr Verhalten. Die Stühle und Bänke, die Lehrpersonen und das, was an den Wänden hängt, signalisieren Erwartungen an sie. Die Kinder beginnen sich nach ihnen auszurichten. Ihr Denken und ihre Wahrnehmung werden beeinflusst. Sie reden und verhalten sich anders, als wenn sie unter sich oder zu Hause sind. Dies ist eine Selbstverständlichkeit, denn um sich in einer Gesellschaft zu bewegen, müssen auch sie lernen, sich nach dem jeweiligen Kontext auszurichten.

Eine solche Anpassung an die Gegebenheiten erfordert eine leicht distanzierte Haltung. Sowohl die Aufmerksamkeit, die Disziplinierungsbereitschaft, die Gesten, die Mimik wie auch Reagibilität und Emotionalität variieren je nach sozialem Kontext. In der Schule, aber auch in der Öffentlichkeit wird auch von Kindern und Jugendlichen erwartet, einen *konzentriert-besonnenen Modus* einzunehmen. Dieser macht es für sie möglich, sich an Regeln und Codes zu orientieren. Meistens haben sie die entsprechenden Vorgaben bereits internalisiert, sodass sie sie automatisch abrufen können, wenn sie in der entsprechenden Situation sind. Ihre Handlungen sind dementsprechend zielgerichtet: Wenn sie ein Zimmer betreten, greifen sie routiniert nach der Türklinke, schieben die Türe auf und setzen sich auf einen Stuhl. Wenn sie etwas älter sind, verzichten sie auf kleine Tänzchen, bohren nicht in der Nase und probieren auch nicht den Handstand.

Das Verhalten richtet sich nach einem vorgegebenen Ablauf und erfüllt bestimmte Funktionen. Dies betrifft auch die Wahrnehmung. Je älter Kinder werden, desto mehr können sie registrieren, was ihr Kollektiv oder ihre Gemeinschaft ins Zentrum rückt. Sie lernen, die Signale für Fußgänger zu registrieren, erkennen Fußgängerstreifen, jedoch auch Sprüche an der Türe, Siedlungen, Stühle, Lampen, Männer, Frauen oder Dächer. Die Wahrnehmung der Kinder wird nach vorgegebenen Mustern kalibriert.

Kinder und Jugendliche erwerben sich so im Laufe der Zeit die Kompetenzen, die in ihrem sozialen Milieu wichtig sind.[19] Je älter sie werden, desto mehr sind ihre Handlungen wie auch ihre Wahrnehmungen zweckgerichtet. Dabei kommt es darauf an, dass sie die Codes, Normen und Erwartungen der Umgebung internalisieren. Ihre Handlungen entsprechen immer mehr gesellschaftlichen Erwartungen, und sie eignen sich die Kompetenzen an, die wichtig sind, um in ihrer Zivilisation zu leben.

Der konzentriert-besonnene Modus ist jedoch nicht der einzige Modus, über den wir verfügen. Die konzentriert-besonnene Haltung unterscheidet sich von der *spielerischen Haltung*. In diesem Modus folgt man nicht gesellschaftlichen Vorgaben, erfüllt keine Erwartungen und Codes, sondern konzentriert sich auf die Handlung an sich. Schreiten wir auf einem Trottoir die Straße hinunter, dann rückt das Schreiten ins Zentrum und das Ziel unseres Ganges ist nebensächlich. Man konzentriert sich auf die Qualitäten und Variationen des Gehens, was wir damit erreichen, wird zweitrangig. Varianten des Schrittes werden als lustvoll erlebt. Man kann auf den Zehen trippeln, mit dem Knie hin und her wackeln, Zwischenschritte einlegen, humpeln, rückwärts gehen, breitbeinig staken, wie eine Ente watscheln, wie ein Soldat marschieren, wie ein Müßiggänger schlenkern, wie eine Ballerina hüpfen oder wie ein Trampeltier stampfen. Wird das Schreiten auf dem Trottoir zum Spiel, dann sind die Möglichkeiten unbegrenzt und wir könnten beim Ministry of Silly Walks um Fördergelder nachfragen. Das Problem: Aus gesellschaftlicher Perspektive ist eine solche Tätigkeit unnütz. Außer vielleicht John Cleese kann niemand damit seinen Lebensunterhalt bestreiten.

Im Spiel ist unsere Aktivität zweckfrei. Die Freude an der Handlung an sich steht im Zentrum. Es geht nicht darum, etwas auszuführen, eine Aufgabe zu erfüllen oder eine bestimmte Leistung zu erbringen, sondern die Eigentätigkeit an sich wird zum Ziel. Spielen bedeutet, die impliziten und expliziten Forderungen der sozialen Umgebung zu ignorieren. Der Sinn des Spiels liegt im Spiel selbst. Nicht nur das Schreiten auf dem Trottoir, sondern fast jede zweckorientierte Handlung kann auch spielerisch ausgeführt werden: das Schließen eines Kühlschranks, die Antwort auf eine Frage, das Anziehen einer Jacke und das Leeren eines Glases.

---

19 Der Homo sapiens hat sich physiologisch in den letzten 300 000 Jahren kaum verändert, besonders der Gesichtsschädel entsprach schon weitgehend dem des modernen Menschen. Doch erst vor etwa 12 000 Jahren wurde der Mensch sesshaft und lebte in Siedlungen. Dort haben sich komplizierte Gesellschaften entwickelt. Die ersten Städtekulturen entwickelten sich in Mesopotamien und breiteten sich später auf die ganze Welt aus. Stadtkulturen haben nomadische Gemeinschaften und Kulturen der Jäger und Sammler abgelöst. Diese zeichnen sich durch eine andere Lebensweise aus, wobei unsere Aktivitäten durch den Kontext definiert werden.

Wenn in der zweiten Phase des Mythodramas eine spielerische Aktivität angesagt ist, dann geht es darum, die Teilnehmenden einzuladen, eine spielerische Haltung einzunehmen. Je jünger ein Kind ist, desto besser gelingt das. Kinder bringen sich spontan spielerisch in die Welt ein, lernen sich selbst und ihre Umgebung kennen. Die überwiegende Mehrzahl der Kinder liebt das Spiel und hat es während der Kleinkindzeit intensiv gepflegt. Als Schulkind müssen sie jedoch wegen der Forderungen der Erziehung und Schule mehr und mehr auf das Spiel verzichten; Besonnenheit, Zielorientierung, Kompetenzerwerb sind angesagt.

In der zweiten Phase des Mythodramas wird auf das Bedürfnis der Kinder und Jugendlichen zu spielen zurückgegriffen. Sie werden aufgefordert, den besonnenen Kompetenzmodus zu verlassen und sich auf ihre Umgebung wieder spielerisch einzulassen.

3.4 Im Spiel zeigt sich unsere Einzigartigkeit

Wenn wir der Umwelt, anderen Menschen und auch uns selbst spielerisch begegnen, dann kann dies viel auslösen. Die Entbindung von gesellschaftlich nützlichen Aufgaben ermöglicht die Hinwendung zu sich selbst. Die Gruppenteilnehmenden registrieren ihre Emotionen, spüren Defizite und nehmen Sensibilitäten besser wahr. Da die Aktivitäten keinem unmittelbaren Zweck dienen, rücken die Auswirkungen auf sie selbst ins Zentrum.

Kinder und Jugendliche müssen sich sowohl zu Hause als auch vor allem in der Schule anpassen. Ungeplante Zwischeneinlagen wie etwa spontan ein Lied zu singen oder rumzualbern hat mit zunehmendem Alter immer weniger Platz. Während Erwachsene diese verordnete Ruhe gelassen ertragen, baut sich in Kindern Frustration auf. Sie wollen nicht lange still sitzen, zuhören oder diszipliniert einer Aufgabe nachgehen. Es drängt sie danach, laut zu sein und ihren Bewegungsapparat zu nutzen. Bei Kindergruppen sind die Spielphasen darum immens wichtig. Viele Kinder können sich dem Spiel selbstvergessen hingeben und haben großen Spaß an spielerischen Aktivitäten. Im Mythodrama löst das Spiel vielfach einen Stimmungs- oder Haltungsumschwung aus.

Das Spiel hat auch eine soziale Bedeutung. Die Kinder und Jugendlichen der Gruppe können aufeinander zugehen und sich kennenlernen. Wie im Tanz werden die Begegnungen zu den anderen Teilnehmenden entproblematisiert. Das Spiel bestimmt, wer wie auf den anderen zugeht und ihm begegnet. Beim Spiel „Kommunikation mit den Händen“ stehen sich zwei Gruppenmitglieder gegenüber und kommunizieren mit ihren Handflächen Botschaften. Sie machen es zu-

Cliqcliq – Geschichtenfestivals

Bei den Geschichtenfestivals handelt sich um zwei- bis dreistündige Veranstaltungen, die durch die offene Jugendarbeit, die Kirche, Erziehungsberatungsstellen oder Schulen organisiert und zu denen Kinder im Alter von acht bis zwölf Jahren eingeladen werden. Geleitet werden die Festivals von Jugendlichen oder jungen Menschen, weil sie als Peers zu den Kindern rascher einen Zugang finden. Anwesend ist auch eine Fachperson (Sozialarbeiterin oder Psychologe). Die Festivals basieren auf dem Ansatz des Mythodramas. Sie geben Kindern durch die Auseinandersetzung mit einer Leitgeschichte die Möglichkeit, sich mit eigenen schwierigen Situationen im sozialen Nahraum auseinanderzusetzen. Eine Leitgeschichte, die unter www.ikm.ch (Cliqcliq/Familie Stampfli) gehört werden kann, dient als Einstieg. In der Geschichte werden über zehn Folgen soziale Situationen und Probleme thematisiert, die die Kinder unter Umständen selbst erlebt haben. In Untergruppen und mit der Leitung durch einen Jugendlichen fantasieren die Kinder die Geschichte der Stampflis weiter, suchen nach Lösungswegen und werden mit Unterstützungsangeboten vertraut.
Die Festivals werden durch Jugendliche oder junge Erwachsene geleitet, weil diese von den Kindern eher als Vertrauenspersonen wahrgenommen werden. Sie leiten die Protagonisten der Geschichte mithilfe eines Wimmelbildes von Münkelsdorf durch schwierige Situationen. Auf diese Weise werden die Kinder in ihrer Problemlösungskompetenz gestärkt. Bei Kindern, die Konflikte oder Gewalt erleben, sinkt dank der Geschichte, den jugendlichen Leitern und der spielerischen Atmosphäre die Hemmschwelle, sich zu äußern und eigene Bedürfnisse anzumelden. Falls nötig können sie bei der anwesenden Fachperson Unterstützung suchen. Die Geschichtenfestivals verfolgen einen ressourcenorientierten Ansatz. Sie sollen den Kindern helfen, sich bei Schwierigkeiten oder Gewalt gegenseitig zu unterstützen und eigene Lösungen zu entwickeln.

Ablauf

Gemeinsamer Einstieg: Eintauchen in den Fantasieort Münkelsdorf

Im Zentrum der Geschichtenfestivals steht die Familie Stampfli, die im schiefen Kanalhaus wohnt. Die Kinder der Stampflis erleben viele Abenteuer. Es geschehen allerlei eigenartige Dinge: Das Haus erlebt einen Gasangriff, die Tochter entdeckt ein Familiengeheimnis und das Trompetenspiel des Vaters hat unerwartete Konsequenzen. Die Kinder werden mit der Audioerzählung über die Stampflis abgeholt und ihre Neugierde wird geweckt.

Geschichten erfinden in Gruppen: Der Hauptfigur der Geschichte in einer schwierigen Situation im sozialen Nahraum helfen
Nach dem gemeinsamen Einstieg entwickeln die Kinder in einer Untergruppe und unter der Anleitung einer Spielleiterin oder eines Spielleiters die Geschichte weiter. Hilfsmittel wie die Dorfkarte, Geräusche oder Rätselkarten unterstützen sie darin, schwierige Situationen der Hauptfigur anzusprechen. Gemeinsam suchen die Kinder in ihrer Untergruppe nach Lösungen. Wie könnte der Protagonist oder die Protagonistin sich verhalten? Welche Ratschläge kann man den Personen der Geschichte erteilen? Hat die Untergruppe eine Lösung gefunden, wird diese von einem Kind der Fachperson in der Einsatzzentrale präsentiert. Während des kurzen Austauschs kann das Kind bei Bedarf persönliche Anliegen deponieren. Jedes Kind besucht nach Möglichkeit einmal die Einsatzzentrale.

Gemeinsamer Abschluss: Erinnerung der Lösungsstrategien durch die Einsatzzentrale
Am Ende des Geschichtenfestivals kommen alle Untergruppen zusammen, stellen ihre Geschichte und Lösungsstrategien vor. Den Abschluss macht die Fachperson aus der Einsatzzentrale. Sie fasst die wichtigsten Punkte nochmals zusammen und ergänzt diese falls nötig. Als Erinnerung und Dank für die gute Arbeit bekommen die Kinder einen Badge, den sie mit einem Fantasienamen anschreiben und mit Klebern schmücken. Dieser soll sie an die Lösungsstrategien erinnern.

Die Geschichtenfestivals können in Freizeitanlagen, Schulen, kirchlichen Räumen oder Therapieräumen durchgeführt werden. Die Gesamtleitung haben Fachpersonen (Sozialarbeiter oder Psychologen) inne, die Untergruppen werden durch Jugendliche oder junge Erwachsene geleitet, nachdem sie eine Einführung absolviert haben. Organisiert werden die Spielfestivals von Mitarbeiterinnen des IKM, in Zusammenarbeit mit der jeweiligen Sozialstelle oder der Kirche. Das Material kann im IKM bezogen werden (info@ikm.ch), die Geschichte unter www.ikm.ch (cliqcliq/Familie Stampfli) angehört werden.

erst mit offenen Augen, anschließend blind und schließlich vor einem unbekannten Teilnehmenden. Diese Übung lenkt die Aufmerksamkeit aller auf eine Begegnungsform, die man im Alltag selten beachtet.

Der Zweck solcher Spiele ist es, die Gruppenteilnehmenden auf die nächste Phase des Mythodramas, die Geschichte, vorzubereiten. Am Ende der Spielphase sind die Kinder oder Jugendlichen meistens bedeutend aufgeräumter und offener als noch während der Begrüßung. Töne auszutauschen, sich gemeinsam zu bewegen, zu lachen und sich einem zweckfreien Spiel zu widmen, fördert die Gruppenkohäsion und bereitet die Kinder und Jugendlichen auf die nächste, ruhigere Phase des Mythodramas, das Anhören einer Geschichte, vor.

4 Phase drei: die Macht der Geschichten

Zusammenfassung

Geschichten sind das Kernelement des Mythodramas. Zuerst werden in diesem Kapitel die äußeren Bedingungen und die Auswahlkriterien der Geschichten vorgestellt und anschließend die Vorbereitungsarbeiten beschrieben. Die Geschichten spiegeln die Probleme und Anliegen der Gruppenteilnehmenden wider und verhelfen ihnen so zu einer Sprache. Sie müssen speziell entwickelt oder ausgesucht werden. Die Geschichten dienen jedoch auch als Medium des Kontaktes. Im Mythodrama werden außerdem Geschichten gewählt, die auch ungewohnte Szenerien enthalten oder sogar irritieren. Auf den nächsten Seiten wird diese Vorgehensweise begründet. Thema sind des Weiteren die Methoden, wie die Zuhörer bei der Gestaltung und Profilierung der Figuren in der Geschichte mitwirken können. Im zweiten Teil dieses Kapitels geht es darum, wie die Geschichten erzählt werden und an welchen Leitpunkten sich ein Geschichtenerzähler orientieren kann.

4.1 Die Kunst, in eine andere Welt einzutauchen

„Der Blick ist streng, auffallend ist der strubblige rote Bart: Der Briefträger vor der Türe macht Patrik Eindruck. Es handelt sich um einen großen Mann mit strengem Blick. ‚Ich hab einen Brief für dich!‘, erklärt er ihm barsch und klaubt einen Brief aus seiner braunen Tasche. Patrik hatte kurz vorher diesem imposanten Briefträger die Türe zu seiner kleinen Hütte aufgemacht. Einen Briefträger hatte er nicht erwartet. Patriks Blick fällt auf ein Tattoo, das der Briefträger am Unterarm eingraviert hat. ‚Das Tattoo kenne ich doch‘, denkt Patrik. ‚Willst du nun diesen Brief?‘, faucht

der Briefträger und streckt ihm den Brief entgegen. ‚Ja, doch!', stammelt Patrik eingeschüchtert. Der Brief ist ganz zerknittert. Patrik möchte ihn entgegennehmen, macht einen Schritt vorwärts. Der Mann mit dem roten Bart lächelt schelmisch, übergibt ihm den Brief und entfernt sich, ohne sich zu verabschieden. Patrik reißt den Umschlag mit seinem Finger auf, zieht den Brief heraus und studiert den Inhalt. Er beginnt zu schmunzeln und sagt leise zu sich: ‚So, so, soll ich das wirklich tun …' Patrik kratzt sich am Kopf …"

Dies ist ein Teil einer Geschichte, wie sie Kindern oder Jugendlichen im Rahmen einer mythodramatischen Therapiesitzung erzählt wird.[20] Die Jugendlichen haben sich im Raum verteilt und hören sich die Geschichte an. Einige liegen auf dem Rücken, andere auf dem Bauch, zwei lehnen sich lässig an eine Wand und einer hat sich in einer Ecke des Raumes hinter Kissen versteckt. Die Aufmerksamkeit der Jugendlichen ist unterschiedlich, bei einem Jungen ist man nicht sicher, ob er provokativ döst, und ein anderer hört nicht auf, einen Kollegen zu stupsen.

Unzählige mythodramatische Sitzungen laufen auf diese Weise ab. Im Mythodrama wird den Kindern und Jugendlichen jeweils eine Geschichte präsentiert. Was sie sich anhören, ist jedoch nicht eine beliebige Erzählung, sondern eine Geschichte, die ihre Herausforderungen widerspiegelt. Die Handlungen und Szenerien der Geschichten, die wir im Mythodrama einsetzen, weisen aber nicht explizit auf die Probleme der Kinder oder Jugendlichen hin, sondern sie werden in einem alternativen Topos abgehandelt. Die Kinder oder Jugendlichen realisieren also nicht, dass es sich um ihre Themen handelt.

Die Geschichte wird nach der bewegungsintensiven und oft lärmigen Spielphase erzählt. Oft haben die Kinder und Jugendlichen dann das Bedürfnis nach etwas Ruhe. Der Leiter nutzt dies zum Erzählen einer Geschichte. Er bittet die Gruppenteilnehmenden, sich im Raum zu verteilen. Hat man zwei oder mehrere Räume zur Verfügung, dann lädt er die Kinder oder Jugendlichen ein, den Raum zu wechseln. Man teilt ihnen in diesem Fall mit, dass man nun in den speziellen „Geschichtenraum" hinüberwechselt.

Bevor der Gruppenleiter mit dem Erzählen beginnt, verdunkelt er den Raum. Den Beginn des Erzählaktes kann er durch das Anzünden einer Kerze markieren oder – bei jüngeren Kindern – durch das Betätigen einer Glocke. Die Kinder und Jugendlichen wissen dann, dass sie jetzt eine Geschichte hören werden. Fast immer freuen sie sich darauf, auch wenn sie mit unterschiedlich großer Aufmerksamkeit zuhören.

---

20 Siehe Geschichtenpool unter www.mythodrama.com

Die Kinder oder Jugendlichen werden aufgefordert, sich im Raum einen Platz zu suchen, an dem sie sich wohlfühlen. Die Vorgabe ist jedoch, dass sie mindestens zwei Armlängen von ihrem Kollegen oder ihrer Kollegin entfernt sind. Sie dürfen sich beim Zuhören der Geschichte nicht stören. Geschieht dies trotzdem, schreitet der Co-Leiter ein oder der Erzähler hält inne.

Die Kunst, Geschichten zu erzählen

- Den Zuhörern das Gefühl vermitteln, dass sie schlauer sind als die Protagonisten der Geschichte
- Gefahren und Herausforderungen nicht unmittelbar erwähnen, sondern indirekt auf sie hinweisen. Zukünftige Ereignisse werden durch Details angekündigt.
- In den Geschichten verschiedene Archetypen verwenden: die Primadonna, der Held, der Trickster, die Zauberin, die gute Freundin etc. Die Profile der Pro- und Antagonisten können überzeichnet geschildert werden.
- In den Geschichten Mental Movers einsetzen: Details, die zusammenhangslos wirken, jedoch zum Denken anregen
- Geschichten mit einer Herausforderung oder einem Problem beginnen, das gelöst werden soll
- Stimmungen und Gefahren nicht explizit verbalisieren, sondern durch Situationen und Bilddetails ausdrücken
- Während des Erzählaktes von Bild zu Bild gehen und vertraute Szenen und Bilder visualisieren. Sich innerlich auf diese Bilder konzentrieren und beim Erzählen plastisch wiedergeben
- Helferfiguren (Mentoren) einbauen
- Alle Sinne ansprechen (akustische, visuelle, taktile und olfaktorische Empfindungen)
- Haupt- und Nebenszenen in der Geschichte unterscheiden
- Geschichte frei erzählen und als Mittel der Kontaktnahme verstehen
- Wiederholungen einsetzen. Dies kann ein Satz oder eine Handlung sein, beispielsweise: „Da ergriff er seinen Zauberstock“ oder „Nun kratzte er sich wieder am Kopf“
- Identifikationsfiguren einsetzen: Die Geschichte mit einer Figur beginnen, mit der sich die Zuhörenden identifizieren können, und dieser Person spezifische Charaktereigenschaften zuteilen. Bei der Person zwischen ihren Gedanken, Gefühlen und Aussagen unterscheiden
- Auf die Länge achten: Das Erzählen der Geschichte sollte 5 bis höchstens 10 Minuten dauern.

4.2 Geschichten als ein Medium des Kontaktes

4.2.1 Welche Sprache eignet sich für die Geschichten?

Der Leiter erzählt die Geschichte frei und in der Sprache, die bei den Kindern oder Jugendlichen gebräuchlich ist, der sogenannten Identifikationssprache. Der Leiter wechselt also nicht in die Hochsprache oder das Standarddeutsch, sondern redet so, wie es unter den Kindern oder Jugendlichen üblich ist.[21] In der Schweiz ist dies die Mundart, in unseren georgischen Gruppen Georgisch und in Japan sprachen meine Assistenten Japanisch, brauchten jedoch die dialektale Färbung, die man in Kyoto oder Tokyo verwendet. In den USA (Nordkalifornien und Neu-England) verwendeten meine Mitarbeiter auch den Dialekt, den man dort sprach.

Kein Mensch spricht ganz korrekt, unsere Spontansprache enthält sowohl grammatikalische wie auch Aussprachefehler. Wörter werden verändert und Begriffe falsch eingesetzt. Wir alle verwenden auch Ideosynkrasien, persönliche sprachliche Eigenheiten. Diese sprachlichen Unzulänglichkeiten könnte man nun auf eine mangelnde Sprachkompetenz zurückführen. Die Forderung wäre dann, dass man an der eigenen Spontansprache arbeitet, bis man möglichst fehlerfrei spricht und ein Vorbild für die Kinder oder Jugendlichen wird. Im Mythodrama ist dies jedoch nicht notwendig. Unsere sprachlichen Defizite und Besonderheiten drücken unsere *Eigenheiten* aus. Wir werden für die Kinder oder Jugendlichen als Persönlichkeit spürbar. Fehlerhafte Ausdrücke, leichte Sprachfehler oder Versprecher geben unserer Rede eine persönliche Färbung. Wenn wir Wörter falsch aussprechen, Begriffe nicht richtig einsetzen und Wörter ungewohnt betonen, drücken wir damit unsere Art zu reden aus. Die Kinder oder Jugendliche merken: Wir sind keine Roboter, sondern variieren in unserer Rede gebräuchliche Ausdrücke. Dieser Idiolekt macht uns zu einzigartigen Menschen.

Aus diesen Gründen verwenden wir im Mythodrama keine Standardsprache und lesen die Geschichten nicht vom Blatt ab. Die Gruppenleiter versuchen, sich die Geschichte vorher zu memorieren, indem sie sich die einzelnen Szenen vorstellen und ein Mindmap erstellen. Wenn sie Teile der Geschichte auslassen, dann ist dies jedoch nicht immer auf ihre Vergesslichkeit zurückzuführen. Vielleicht hat das Auslassen einen Grund. Sie merken, dass etwas nicht passt. Auslassungen und

21 In vielen Ländern und besonders in der Schule wird zwischen Hochsprachen und Dialekten unterschieden. In der Schweiz ist der Dialekt die Identifikationssprache. Es handelt sich um das Idiom, das alle benutzen und in dem man auch seine Gefühle und persönlichen Anliegen ausdrückt. Interessant ist auch, dass in dieser Sprache am meisten gespielt wird, neue Wörter erfunden und alte variiert werden. Siehe auch Guggenbühl (2003).

Zusätze spiegeln die Präferenzen und die Persönlichkeit des Erzählers sowie die Stimmung in der Gruppe wider.

4.2.2 Das Geschichtenerzählen als Anbindungsakt

Geschichten dienen also als *Medium des Kontaktes* zwischen dem Gruppenleiter und den Kindern. Es geht nicht um die Huldigung eines literarischen Produktes oder die Präsentation einer besonders originellen Rede, die Geschichte dient vielmehr dazu, die Stimmungen, Gefühle, jedoch auch Komplexe des Erzählers für die Kinder oder Jugendlichen fassbar zu machen. Die Kinder oder Jugendlichen nehmen über die Geschichte mit dem Gruppenleiter Kontakt auf. Dieser verrät seine psychische Befindlichkeit, jedoch auch seine Eigenheiten und Vorlieben. Den Kindern bietet sich so eine wertvolle Gelegenheit, mit einer erwachsenen Person in Beziehung zu treten, ohne dass Erziehungsfragen, der Altersunterschied, Lernziele oder Regeln dazwischenkommen. Die Chance ist, dass es so zu einer Begegnung zwischen der erwachsenen Person und dem Kind oder Jugendlichen kommt.

4.3 Gemeinschaften leben von Geschichten

Das gemeinsame Lauschen einer Geschichte dient einem weiteren Zweck: Wenn die Teilnehmenden sich auf *eine* Stimme konzentrieren, dann löst dies einen *Zentrierungseffekt* aus. Das Einstimmen auf eine Person hilft der Gruppe, sich als eine Einheit zu erleben. Alls sind auf die Töne des Gruppenleiters ausgerichtet, versetzen sich in die von ihm geschilderten Szenen, lassen sich in eine Spannung versetzen oder werden belustigt. Die Geschichte wird zu einem Erlebnis, das die Gruppenmitglieder miteinander verbindet. Nicht umsonst waren und sind Geschichten immer noch das wichtigste Bindeglied menschlicher Gemeinschaften (van Schaik & Michel, 2016). Ganze Länder werden durch ihre Geschichten zusammengehalten. Familien pflegen verbindende Vergangenheiten, indem sie Fotoalben anlegen oder Filme archivieren. Geschichten fördern das Gemeinschaftsgefühl und sind die Grundlage von Identitäten. Mithilfe von Geschichten werden Gegensätze überbrückt und Emotionen geteilt.

Das Erzählen der Geschichte ist auch für den Gruppenleiter wichtig, sie ist ein Mittel, mit den Teilnehmenden in Kontakt zu treten. Während des Erzählaktes steht der Erzähler im Zentrum der Aufmerksamkeit der Kinder oder Jugendlichen. Die Tonalität, die Schilderungen der einzelnen Szenen, die Beschreibungen der Protagonisten und der Antagonisten werden von den Kindern oder Jugendlichen aufmerksam verfolgt. Da er die Geschichte frei erzählt, kann der Gruppenleiter die Gesichter der Kinder und Jugendlichen studieren. Der Erzähler oder die Erzählerin hat die Möglichkeit, auf die Mimik der Zuhörenden einzugehen und die Geschichte spontan entsprechend anzupassen.

4.4 Irritationen führen uns weiter

Damit die Kinder oder Jugendlichen sich für die Geschichte interessieren und über sie imaginieren, muss sie gewissen Kriterien genügen. Wichtig ist: Es handelt sich nicht um Lehrgeschichten. Sie dürfen nicht eine offensichtliche pädagogische Botschaft enthalten. Kinder oder Jugendlichen sind es gewohnt, Geschichten mit pädagogischen Botschaften zu hören. In vielen Kinderbüchern wie auch in der Schule werden die Vorgaben vermittelt, wie man sich richtig verhält, was gut und was schlecht ist: Man soll pünktlich, ehrlich, nicht gemein sein oder wütend werden, darf nicht stehlen oder Schadenfreude zeigen. Dies ist notwendig und auch gut so. In den mythodramatischen Gruppen geht es jedoch um etwas anderes. Es geht nicht darum, ihnen Botschaften zu übermitteln, die sie schon längst kennen. Die Gruppenleiter haben nicht die Aufgabe, nachzudoppeln, sondern ihre Aufgabe ist es, *andere Wege* aufzuzeigen.

Die mythodramatischen Gruppen dienen dazu, die Kinder zu animieren, eigene Wege auszuprobieren und selbst Lösungen zu suchen. Die Geschichten sollen den Kindern oder Jugendlichen helfen, über den Rand hinaus zu blicken und zu denken. Sie wenden sich Fiktionen zu, damit sie sich dort mit den Dilemmas und den Herausforderungen des Lebens auseinandersetzen können (Oatley, 2001). Die Geschichten sollen darum die Kinder oder Jugendlichen in Erstaunen versetzen. Aus diesem Grund werden in den Geschichten nicht die altbekannten Werte und Haltungen repetiert, sondern die Kinder und Jugendliche werden aufgerufen, jenseits der Normalität eigenständige Antworten zu finden.

Für Kinder und Jugendliche sind Geschichten interessant, wenn sie ein neues, überraschendes Element enthalten. Wir wählen darum im Mythodrama Geschichten, in denen auch Szenen vorkommen, die irritieren. Damit ist gemeint, dass man als Zuhörer stutzig wird und denkt: „Das ist komisch." Es kann sich um Szenen handeln, die politisch nicht ganz korrekt sind, oder Einschübe, die man zuerst nicht versteht. In einer Geschichte (ab S. 124) irritiert der Auftritt des Mannes mit dem roten Bart. Er verhält sich barsch und fordert später in der Geschichte Patrik auf, sich zu verwandeln und ihm auf eine Bootreise zu folgen. Irritieren können auch geschilderte Szenen; beispielsweise wird der Protagonist einer anderen Geschichte ausgeraubt und nackt auf einer Hauptstraße ausgesetzt, in wieder einer anderen Geschichte kann ein Antagonist seinen Mund in einen Schlitz verwandeln, in den man Disketten hineinschieben kann, deren Filme durch seine Augen auf eine Wand projiziert werden. Bei den Irritationen handelt es sich um Szenen oder Hinweise, die Erstaunen auslösen, moralisch verwerflich oder eine heimliche Attraktion sind.

Irritationen sind wichtig, weil sie zum Denken anregen. Wenn die Geschichte einen Verlauf nimmt, wie es die Zuhörer erwarten, dann verharren sie in ihren gewohnten Denkmustern. Sie wagen sich nicht über ihren Horizont hinaus. Wenn sie jedoch etwas vernehmen, das sie erstaunt, empört oder entsetzt, dann reagieren sie anders. Sie verlassen gewohnte Denkmuster, werden kreativ und suchen nach Antworten jenseits der gewohnten Schlussfolgerungen. Es kommt zu einer Horizonterweiterung (siehe Gelernter, 2016).

4.5 Die Sprengkraft der Archetypen

Ein weiteres Auswahlkriterium ist die Thematik der Geschichte. Die Geschichte, die man präsentiert, sollte ein *archetypisches Problem* abhandeln. Mit archetypisch ist gemeint, dass die Geschichte eine Grundherausforderung unserer Existenz aufnimmt. Es geht also nicht darum, dass man nicht weiß, ob man den Tag an einem Sandstrand verbringen soll oder lieber zum Steinstrand fährt, den es in der Nähe gibt. Bei einem archetypischen Thema geht es um existenzielle Herausforderungen, die wir erfolgreich meistern oder an denen wir oft auch scheitern. Es handelt sich um Herausforderungen, bei denen wir unterschiedliche Handlungsstrategien einsetzen, die unserer Persönlichkeit entsprechen oder nicht. Gesellschaften präferieren gewisse Handlungsmuster, lehnen andere ab oder tabuisieren sie sogar (Stevens, 2002). Die Handlungsmuster sind also Dispositionen in unserem Unbewussten und werden bei entsprechenden äußeren Anreizen aktiviert. Wie viele von diesen Dispositionen angeboren sind, ist schwer zu sagen, weil das Angeborene sich immer in der Sprache und mithilfe der Codes der jeweiligen Kultur ausdrückt. Archetypische Herausforderungen sind Mutter- und Vaterschaft, Geschwisterbeziehung, Liebesbeziehung, Abwehr von Feinden, Umgang mit Hierarchien, mit Gewalt, Eifersucht, Betrug, Täuschung, Abschied, Hoffnung, Traum. Es geht um Themen, die Menschen unabhängig von der Religion und Nation beschäftigen und immer wieder zu inneren Verwerfungen führen (Campbell, 1980). Wir alle sind in bestimmten Momenten neidisch auf Mitmenschen, werden wütend, nehmen es mit der Wahrheit nicht immer genau oder werden von einer unrealistischen Hoffnung angetrieben.

Ein Archetyp umreißt ein Schema, wie man mit solchen Herausforderungen umgehen kann. Wenn zum Beispiel jemand uns mit einer Pistole bedroht und ausrauben will, dann gibt es verschiedene Möglichkeiten zu reagieren: Man kann sich auf den Angreifer stürzen, ihn zu Boden drücken und ihm die Waffe aus der Hand schlagen. Wir reagieren dann als Held, wie es etwa Achilles in der griechischen Mythologie oder Alexander dem Großen zugeschrieben wird. Vielleicht beginnen wir aber auch, auf den Angreifer einzureden, versuchen ihn abzulenken und auf andere Gedanken zu bringen. Wir setzen unsere Schlauheit ein. Unser Reaktionsmuster spiegelt sich dann in der Geschichte des griechischen Gottes Hermes wider, der Apollo täuscht, oder in der mythologischen Figur des Tricksters bei den Winnepago (Radin, Kerényi & Jung, 1954). Archetypen bezeichnen Verhaltensmuster, die universell sind und die auch in der Geschichte immer wieder auftauchen. Wenn wir in Geschichten mit Archetypen operieren, dann besteht die Möglichkeit, das Verhalten und Erleben der Kinder oder Jugendlichen mit geschichtlichem, literarischem oder mythologischem Material zu amplifizieren (siehe dazu Gersie & King, 1992). Es geht dann nicht nur um den Jungen, der in der Schule gegenüber der Lehrperson frech ist und nicht still sitzen kann, sondern um ein kulturell tradiertes Verhalten. Im Jungen lebt die Geschichte des Achilles, Spartakus, Christoph Kolumbus oder Wilhelm Tell weiter.[22]

4.6 Gegensätze ziehen sich an

Kultur impliziert einen gelebten Lebensstil, gemeinsame Werte, eine geteilte Ästhetik und ideologische Ausrichtung. Kultur ist jedoch auch das, was Menschen gestalterisch hervorbringen und vertreten. Kulturen tendieren darum zu Vereinheitlichungen, gleichzeitig pflegen sie Differenzen. Das Niveau einer Kultur hängt von der Fähigkeit ab, wie sie mit dem Dilemma zwischen Vereinheitlichung und Differenzierung umgeht (siehe Sunstein, 2003). Zu allem, was wir sagen oder tun, gibt es auch das Gegenteil. Vieles, was wir anstreben, wollen oder bekämpfen, äußert sich in Gegensätzen. Wir empfinden einen Menschen als schön, weil es auch

22 Ich verstehe alle diese Figuren als mythologisierte Helden. In unserem kollektiven Gedächtnis bleiben sie für ihre mutigen Taten haften. Jede Kultur pflegt ihre eigenen Helden. Sie drücken eine Einstellung aus, die für die betreffende Kultur typisch oder verbreitet ist. In der Mythologie der Schweiz ist dies Wilhelm Tell. Für Kinder und Jugendliche mit einem Migrationshintergrund bietet er sich an, um die schweizerische Kultur zu verstehen. Diese Helden sollten darum auch in Schulen vermittelt werden.

hässliche Menschen gibt. Wir bezeichnen jemanden als lustig, weil es auch Langweiler gibt, und wir stören uns an unserem Wutausbruch, weil wir auch gelassen sein können. Eine Eigenschaft oder Verhaltensweise wird für uns erfassbar, weil wir das Gegenteil auch kennen: Wir sprechen von Liebe, weil wir wissen, dass es auch Hass gibt, wir schwärmen von Treue, weil Verrat leider auch vorkommt. Das Thema einer Geschichte sollte darum polar abgehandelt werden. Diese Polarität kann durch die Wahl der Protagonisten oder Handlungen ausgedrückt werden. Wenn ein Sheriff vorkommt, dann braucht es auch ein Verbrechen. Wenn ein reicher Mann auftritt, dann sollte es in der Geschichte auch einen armen Schlucker oder Armut geben.

Gegensätze erzeugen Spannung und wecken das Interesse der Zuhörer. Sie werden aufgefordert, Stellung zu beziehen. In mythodramatischen Geschichten achten wir darum darauf, dass Gegensätze dramatisiert werden. Es kommt zu Eklats oder Showdowns. Der Erzähler selbst bezieht jedoch keine Stellung und lässt offen, was sich durchsetzt. Siegt der Gute oder kann sich der Böse durchsetzen, kommt man mit Betrug weiter oder führt Ehrlichkeit zum Ziel? Es wird den Zuhörenden überlassen, sich zu dem Erzählten zu positionieren.

Der Grund dieser Gestaltung der Geschichte ist, dass Kinder und Jugendliche dazu neigen, probate Antworten zu geben. Sie fallen in den *Anpassungsmodus* und sagen das, was der Erzähler oder ihre Umgebung hören will (Haidt, 2012, S. 84ff.). Schattenmotive oder problematische Eigenschaften kommen nicht zur Sprache, wenn die in der Geschichte vermittelte Moral es nicht erlaubt. Wenn jedoch Verhaltensweisen und Eigenschaften *neutral* dargestellt werden, besteht die Chance, dass Kinder und Jugendliche über eigene Schattenseiten reflektieren. Im Mythodrama vermeiden wir darum Geschichten mit einem moralischen Unterton und verwenden solche, in denen die guten, schlechten, problematischen und wunderbaren Eigenschaften der Menschen gleichermaßen und gleichwertig vorkommen.

4.7 Fern und doch nah: der Topos

Eine Binsenwahrheit: Wir reden lieber über die Probleme anderer als über unsere eigenen. Wir klatschen über den Geiz einer Nachbarin, die doofen Meinungen eines Schwagers oder die Eheprobleme einer Kollegin, doch an unseren eigenen Fehlern und Schwächen schauen wir diskret vorbei. Dies muss so sein, denn sonst besteht die Gefahr, dass wir unser Selbstbild demontieren. Oft erweitern wir unseren Ausblendungsradius und ziehen auch Bezugspersonen und die Familie mit ein. Wir blenden dann auch problematisches Verhalten aus, das wir in unserer unmittelbaren Umgebung und mit vertrauten Personen erleben. „Unsere Tochter lügt nie!", behauptete die Mutter eines vierzehnjährigen Mädchens, das bei einem Ladendiebstahl erwischt wurde, diesen jedoch vehement abstritt. Handlungen oder Familiengeheimnisse, über die wir uns schämen, wollen wir nicht wahrhaben. Wir möchten nicht, dass unser oft leicht idealisiertes Selbstbild zerstört oder unsere soziale Stellung gefährdet wird (Strenger, 2004).

Das Dilemma in Therapien besteht genau darin, dass die Patienten und auch die Kinder lieber über das Fehlverhalten anderer reden als über sich selbst. Therapien sollten jedoch auch den Eigenanteil der Patienten miteinbeziehen (Jung, 1950, S. 19). Deshalb sollte besonders die Gruppentherapie der Ort sein, an dem man sich auch über die eigenen dunklen Persönlichkeitseigenschaften und Handlungen äußert. In mythodramatischen Gruppen sollen entsprechend die Probleme, die man zu Beginn eines Zyklus ausführt, thematisiert werden.

Die Taktik beim Mythodrama ist: *Der Eigenanteil wird nicht direkt angesprochen, sondern in eine Geschichte verpackt.* Um den Ausblendungsmechanismus bei den Zuhörenden auszutricksen, wird das heikle Thema in einem anderen Topos abgehandelt. Für den Auftritt einer tabuisierten oder problematischen Eigenschaft wird eine Umgebung oder ein geschichtlicher Kontext gewählt, die ihnen nicht vertraut sind. Die Geschichte ereignet sich beispielsweise an einem fremden oder exotischen Ort. Auf diese Weise wird verhindert, dass die Zuhörenden nicht gleich mit Abwehr reagieren. Will man also zum Beispiel das Problem der Affektkontrolle thematisieren, dann handelt die Geschichte nicht von wütenden Kindern oder Erwachsenen, sondern von einem Indianerstamm, der im Orinoco-Delta lebt und dort immer wieder von aufgebrachten Affen angegriffen wird. Das Thema Affektkontrolle wird in der Geschichte über den Umgang mit den Affen abgehandelt.

Einen *Topos* muss man sich als die Bühne vorstellen, auf der eine Inszenierung möglich ist. Als Topos der Geschichte eignen sich Kulturen, Epochen, Personen, Tiere und Gegenden, die die Zuhörenden faszinieren, weil sie ihnen nicht vertraut sind. Es eignen sich jene Topoi, die Dramatik versprechen und verschiedene Rollen möglich machen. Man muss darum überlegen, was alles im betreffenden vorkommen und geschehen könnte. Es gibt Topoi, in denen sehr viel geschehen kann und sich verschiedenartige Dramen entwickeln können, andere sind dürftiger. Wählen wir zum Beispiel eine Oase in der Sahara, dann ist die Auswahl an möglichen Handlungen klein. Es bieten sich Kamele und Hunde als Tiere, Händler und Schmuggler als Personen, Palmen und Gräser als Pflanzen und ein Sandsturm als Naturereignis an. Die Oase kann jedoch auch Einsamkeit ausdrücken.

Der Topos mittelalterliche Stadt bietet dagegen mehr und macht es dadurch leichter, eine Geschichte zu entwickeln. Denn mit dem Mittelalter assoziieren wir Könige, Königinnen, Prinzessinnen, Ritter, Räuber, Überfälle, Hungersnöte, Tiere, Kämpfe, Krankheiten, Schlösser, Burgen, Händler, Wirte, Spieler, Bettler, Märkte etc. Es kommen uns – und damit auch den Zuhörenden – mehr Assoziationen in den Sinn. Wählen wir also einen anregenden Topos, ist es für die Zuhörenden leichter, über die Fortsetzung der Geschichte zu imaginieren.

4.8 Trügerische Wahrheiten

Kinder fantasieren sich gerne in Tierwelten hinein. Afrika eignet sich dafür sehr gut als Projektionsfläche. Dort gibt es Löwen, Giraffen, Nashörner, Nilpferde, Zebras, Elefanten und Büffel. Ein anderer Topos, mit dem wir Tiere assoziieren, ist Australien. Dort lauern Krokodile in Gewässern, verstecken sich Koalas in den Bäumen, springen Kängurus über Steppen und suchen Emus in Eukalyptuswäldern nach Beeren. Die Geschichte kann auch im tiefen, tiefen Wald abgehandelt werden, wo Füchse herumstreunen, Rehe herumrennen, der böse, böse Wolf lauert und sich irgendwo sogar eine Hexe versteckt.

Jugendliche bevorzugen Geschichten, die wahr sind. Wir erzählen dann die Geschichte vom Briten Henry Worsley, der die Antarktis mit Langlaufski überqueren wollte und scheiterte, oder vom japanischen Leutnant Onoda Hirō, der nach dem Ende des Zweiten Weltkriegs noch bis 1974 auf der philippinischen Insel Lubang ausharrte und nicht realisierte, dass der Krieg vorbei war. Wir erklären den Teilnehmenden der Gruppe, dass zwischen 80 und 90 Prozent der Geschichten stimmen, zwischen 10 und 20 Prozent aber erdichtet seien. Meistens wollen die Jugendlichen dann am Ende der Sitzung wissen, was stimmt und was erdichtet wurde.

4.9 Die Auswahl der Geschichten

4.9.1 Protagonisten und Antagonisten: Held, Opfer, Mentor etc.

Wenn wir eine Geschichte auswählen oder selbst entwickeln, dann geben wir den Protagonisten und Antagonisten ein klares Profil. Sie müssen sich in ihren Verhaltensweisen und Eigenschaften unterscheiden, damit sie sich bei den Zuhörenden einprägen. Dies klingt zunächst selbstverständlich, doch wenn wir eine Geschichte spontan entwickeln, dann besteht die Gefahr, dass sich die Profile der Figuren angleichen. Wir selbst realisieren dies nicht. Im Gegenteil: Wir sind überzeugt, dass wir unterschiedliche Figuren einsetzen. Da wir aber eben auch Vorlieben hegen und uns von gängigen Klischees und Ideologien beeinflussen lassen, drohen die Profile der Protagonisten und Antagonisten zu verflachen. Interessant ist zum Beispiel, wie heute Frauenfiguren in Geschichten überwiegend stark, kämpferisch und autonom dargestellt werden. Überangepasste Frauenfiguren kommen kaum mehr vor, da dies heute als politisch nicht korrekt gilt (Murray, 2019).

Ziel im Mythodrama sollte jedoch sein, ganz unterschiedliche Persönlichkeiten einzusetzen. Da wir in der Regel nicht über die schriftstellerische Größe William Shakespeares oder Fjodor Dostojewskis verfügen, sollten wir uns an Vorgaben orientieren. Eine Möglichkeit ist, archetypische Muster einzubeziehen (vgl. Kapitel 5.5). Wir lassen uns von Mythologien anregen und skizzieren die Figuren dementsprechend.[23] Wir setzen einen Helden ein, der sich durch Wagemut auszeichnet, gegen Widerstände ankämpft, sich überschätzt, droht verletzt zu werden und der durch edle Motive angetrieben wird. Die Geschichte kann umgekehrt auch von einem Opfer handeln. Dieses ist dann die Zielscheibe von Aggressionen, bemitleidet sich und appelliert an die Mitmenschen, ihm oder ihr zu helfen. In der Geschichte kann auch eine väterliche Person vorkommen, die abgeklärt ist, gelassen wirkt, alles immer besser weiß, Schutz anbietet, doch auch zeusische Machtansprüche hegt.

Wichtig ist, dass Geschichten aber auch Mentoren enthalten. Bei diesen handelt es sich um Personen, die Rat und Unterstützung anbieten.

Grundsätzlich gilt: Die Protagonisten und Antagonisten, die man als Mythodramaleiter wählt oder selbst entwickelt, müssen für die betreffende Gruppe relevant sein. Der Mythodramaleiter skizziert die Figuren darum in Anlehnung an die Erlebnisse der Kinder und Jugendlichen. Erleben die Kinder oder Jugendliche Kollegen oder Kolleginnen, die zu Aggressionen neigen, alle terrorisieren oder mobben, dann wählt der Mythodramaleiter auch eine Figur, vor der sich alle in der Geschichte fürchten. Er setzt dann eine Figur mit ähnlichen Eigenschaften und Verhaltensweisen ein, wie sie von den Kindern oder Jugendlichen erlebt werden. Es kann sich um einen Helden handeln oder einen Bösewicht. Wenn dunkle Geheimnisse aufgedeckt werden sollen, dann setzt man in der Geschichte vielleicht eine Hexe ein, die im dunklen, dunklen Wald wohnt und dort etwas Verbotenes macht (siehe Kast, 1993).

23 Ein ausgezeichnetes Buch dazu sind die Neuerzählungen griechischer Mythen von Stephen Fry (2018).

In den Geschichten, die wir uns in Filmen, Serien, Novellen, im Internet, in der Klatschpresse und in der Politik anhören, ist ein Themenspektrum erkennbar. Meistens werden sie als Dichotomie abgehandelt. Es geht um Gegensätze, an denen wir zu verzweifeln drohen, die uns aber auch anspornen und weiterbringen: Gut oder Böse, Leben oder Tod, Liebe oder Hass, Wahrheit oder Lüge, Ankunft oder Abschied, Stärke oder Schwäche, Treue oder Betrug, Weisheit oder Dummheit und schließlich Hoffnung oder Verzweiflung. Die allermeisten Geschichten lassen sich einem dieser Gegensätze zuordnen. Diese Themenwahl spiegelt die existenziellen Herausforderungen wider, mit denen wir im Leben konfrontiert werden. Es handelt sich um die Grundthemen der Menschen.

In den Geschichten, die wir den Kindern oder Jugendlichen präsentieren, werden entsprechend Grunddilemmas des Lebens abgehandelt: Gerechtigkeit, Anpassung, Macht, Aggression etc.

Nachdem die Protagonisten und Antagonisten vorgestellt wurden, geht es um die Auslegeordnung des Problems. Unsere Geschichten beginnen mit einem Dilemma oder einer Herausforderung. In den meisten Geschichten, die wir im Mythodrama verwenden, wird der Protagonist mit einer Schwierigkeit konfrontiert, für die er noch keine Lösung hat. Er muss einen magischen Stein in einem Tal finden, hat jedoch keine Ahnung, wo und wie er aussieht; er sucht seinen Bruder, von dem er im ersten Lebensjahr getrennt wurde und von dem er nur weiß, dass er heute etwas Wichtiges macht, oder er versucht, sich mit jemanden zu versöhnen, den er persönlich jedoch ablehnt. Das Problem, das am Anfang der Geschichte präsentiert wird, verlangt nach einer Lösung, die jedoch nicht ohne Weiteres zu finden ist und einem nicht spontan in den Sinn kommt.

4.9.2 Die Suche nach der passenden Geschichte

Die Wahl der Geschichte kann auf verschiedene Weise erfolgen. Eine Möglichkeit ist, von einer bekannten Geschichte auszugehen.[24] Es kann sich dabei auch um eine literarische Geschichte handeln, um ein Märchen oder eine Legende. Sie muss dann jedoch nicht wortwörtlich und inhaltlich korrekt wiedergegeben werden, sondern darf verändert werden. Je nach Thema der Gruppe kann sie erweitert, gekürzt, verzerrt oder nur zum Teil erzählt werden. Die bekannte Geschichte dient also lediglich als Grundlage einer eigenen Geschichte. Wie erwähnt, werden die Geschichten als ein Medium des Kontaktes eingesetzt (vgl. Kapitel 4.2) oder

24 Auf www.mythodrama.com gibt es eine Auswahl von möglichen Geschichten. Sie sind nach Themen geordnet (Trauer, Abschied etc.).

dienen als Gefäß für die Themen und Probleme der Kinder und Jugendlichen, es handelt sich nicht um Lehrgeschichten oder die Vermittlung von Literatur. Geschichtenklau ist also erlaubt! Wichtig ist, dass die Geschichte den Bedürfnissen der Gruppe und dem Mythodramaleiter entspricht.

4.9.3 Der Mut zur eigenen Geschichte

Mythodramaleiter sind frei, eine *eigene* Geschichte zu erfinden, sofern sie den hier beschriebenen Kriterien entsprechen. Oft hilft es, wenn man sich dabei durch reale Geschichten inspirieren lässt. Es kann sich um Nachrichten aus der Presse handeln oder historische Ereignisse. Man kann einen Hurrikan in den USA zum Anlass nehmen, die Geschichte von einem Mädchen zu entwickeln, das Haus und Heim verloren hat, weil seine Eltern „weggeblasen wurden". Oder man nimmt die Nachricht von einem sechsjährigen Mädchen, das bei der Kontrolle mit einem hohen Bußgeld bestraft wurde, weil es ohne Fahrausweis und Begleitung einer erwachsenen Person in einem öffentlichen Bus fuhr. Anhand dieser Geschichte kann das Thema Ungerechtigkeiten durch Erwachsene besprochen werden. Solche News-Items verwandelt der Mythodramaleiter in eine Geschichte, die er der Gruppe präsentiert.

Weit zurückliegende Ereignisse können ebenfalls als Ausgangspunkt einer Geschichte verwendet werden. Die Gefangennahme des Aztekenherrschers Montezuma und die Eroberung von Tenochtitlan durch Hernán Cortés ist eine Möglichkeit, das Thema Vertrauen und Verrat einzubringen, und das Schicksal von Lydia Welti-Escher bietet sich an, über unerfüllte Liebe zu reden. Auf diese Weise können historische Ereignisse und Figuren als Vorlage für eine mythodramatische Geschichte dienen.

Bei Kindern empfiehlt es sich außerdem, Details aus ihrem Lebensumfeld in die Geschichte einzufügen. Wenn sie sich zum Beispiel im Mittelalter abspielt, dann mag man einen Turm erwähnen, den es in der Lebenswelt der Kinder effektiv gibt. Es empfiehlt sich auch, bekannte Figuren als Antagonisten einzubauen, in der Schweiz kann dies ein Zugbegleiter, eine Bundesrätin, ein Alphornbläser, Roger Federer oder eine bekannte Musikerin sein.

4.9.4 Die Klimax ist der Beginn der Imagination

Mythodramatische Geschichten haben keinen Schluss. Der Erzähler oder die Erzählerin beendet die Geschichte in dem Moment, wo sich ein Ereignis andeutet und die Zuhörer realisieren, dass bald etwas Unheimliches oder Außergewöhnliches geschehen wird. Man ist gespannt, wie es weitergehen wird. Statt die Geschichte fortzusetzen, bittet der Erzähler die Teilnehmenden, sich selbst zu überlegen, wie die Geschichte weitergehen könnte. Sie sollen die Fortsetzung imaginieren. Damit ist gemeint, dass sie ihren inneren Bildern nachgehen sollen. Mythodramatische Geschichten dienen also dazu, die Fantasie anzuregen. Der Mythodramaleiter betont, dass es in der Geschichte kein Richtig und Falsch gibt. Es darf alles und auch das Gegenteil geschehen: Unanständiges, Provokatives, Schönes, Peinliches, Banales, Obszönes, Wunderbares, Erstaunliches. Die Kinder oder Jugendlichen sind ganz frei in der Ausgestaltung ihrer Fortsetzung.

4.10 Erzähltechniken

Im Zentrum der Aufmerksamkeit aller zu sein und alle Blicke auf sich gerichtet zu wissen, liegt nicht jedermann. Ängste kommen auf. Was, wenn ich den Faden verliere, langweilig wirke, meine Geschichte nicht ankommt oder ich mich lächerlich mache? Man will sich nicht exponieren und dem Urteil einer unüberschaubaren Gruppe von Menschen unterziehen.

Die Vorbehalte gegenüber der Aufgabe, eine Geschichte vorzutragen, sind nachvollziehbar. Sie sind nicht nur auf eine persönliche Abneigung zurückzuführen, sondern haben auch mit unseren Kommunikationsgewohnheiten zu tun. Wenn wir reden, dann richten wir uns meistens an ein Gegenüber. Wir sprechen zu einem Mitmenschen, dessen Mimik und Gestik wir im Auge behalten und dessen paraverbale Äußerungen wir registrieren. Reagiert er oder sie mit einem Nicken oder einem Lächeln, dann fördert dies unseren Redefluss. Gibt er oder sie paraverbale Äußerungen wie ein „Aha", „Mm" oder „Soso" von sich, dann sprechen wir weiter. Auf diese Weise schützen wir uns vor Überraschungen, wie angeschrien zu werden, einen verächtlichen Blick zu bekommen oder ausgelacht zu werden. Wir gehen bei der Kommunikation nur ein begrenztes Risiko ein. Unsere Rede passt sich den Signalen an, die das Gegenüber aussendet. Wirkt es abwesend, dann bremst dies unseren Erzählfluss oder wir verstummen. Signalisiert das Gegenüber jedoch Interesse und Neugier, dann lockert sich die Zunge. Wir erzählen mehr, als wir wollen. Reden ist ein interaktiver Prozess, den wir durch unsere Worte und unser Verhalten beeinflussen.

Wenn wir einer *Gruppe* eine Geschichte erzählen, dann fehlen diese Sicherheiten. Man ist auf sich allein gestellt. Weil wir uns nicht gleichzeitig auf mehrere Personen ausrichten können, exponieren wir uns. Als Redner geht man damit Risiken ein. Wir können die Aufmerksamkeit der Zuhörer verlieren, sie langweilen oder ärgern. Die Rede generiert sich nicht aus einer Interaktion, sondern wird zu einer One-Man- oder One-Woman-Show. Aus diesem Grunde bereiten sich Menschen, die professionell vor Gruppen sprechen, oft minutiös vor. Bei Seminaren, Präsentationen und in Workshops setzt man Powerpoint-Präsentationen ein, die den Ablauf und den Inhalt bestimmen und auf die die Zuhörerschaft ausgerichtet ist. Die Auseinandersetzung mit den Zuhörenden rückt in den Hintergrund. Eine detaillierte Vorbereitung hilft uns, Unsicherheiten zu überbrücken, Unwägbarkeiten zu minimalisieren und Standards zu befolgen. Man macht nichts falsch und verrät keine persönlichen Schwächen. Gleichzeitig erschwert man jedoch menschliche Begegnungen und tritt mit der Zuhörerschaft emotional nicht in Kontakt.

4.10.1 Wenn der Erzähler zur Geschichte wird

Es gelingt nicht immer, eine Gruppe von unruhigen, oft frechen Kindern oder Jugendlichen für eine Geschichte zu interessieren. Das Erzählen bleibt ein Wagnis. Hie und da misslingt es einem und man muss mit Frustrationen fertigwerden. Im Zeitalter der Digitalisierungen wird oft der Einwand erhoben: Wer will schon bei einem schier unendlichen Film- und Unterhaltungsangebot der Stimme eines Erwachsenen lauschen? Die Kinder und Jugendliche hören genug Geschichten, sie können auf die Versuche eines Psychologen oder Sozialarbeiters verzichten, etwas Spannendes zu erzählen. Wichtig ist darum, sich zu vergegenwärtigen, dass es sich hier um etwas anderes handelt. Wir wollen die Kinder oder Jugendlichen nicht unterhalten, sondern die Begegnung zwischen Menschen ermöglichen. Die Geschichten dienen als Mittel, um sich aufeinander einzustimmen und gemeinsam zu fantasieren. Sie dienen der Vertiefung der Beziehung zwischen den Therapeuten und den Kindern und Jugendlichen sowie der Kinder oder Jugendlichen untereinander. Sie sind die Klammer und der gemeinsame Nenner der Gruppe. Geschichten werden als psychologisches Mittel eingesetzt, um das sogenannte l'imaginaire groupale zu evozieren: die Vorstellung, eine kollektive psychische Einheit zu sein (Anzieu, 1999).

Um erfolgreich einer Gruppe eine Geschichte zu erzählen, braucht es darum als Erstes die innere Bereitschaft, in die Rolle des Geschichtenerzählers zu schlüpfen. Kindern und Jugendlichen kann man nicht Geschichten nebenbei oder mit einer distanzierten Haltung erzählen. Der Erzähler muss selbst in die Geschichte eintauchen und sich mit ihr identifizieren.

Der Erzählakt erträgt außerdem keine Unsicherheiten, deshalb gilt es, innere Ambivalenzen und persönliche Bedenken zurückzustellen. Entweder erzählt man eine Geschichte oder man schweigt! Wichtig ist, dass man sich selbst in eine gute

Stimmung versetzt. Man gibt sich gewissermaßen innerlich einen „Schubs", stellt eigene Empfindlichkeiten zurück und übergibt sich dem Erzählakt. Der Erzähler muss sich die Geschichte mental wie auch emotional aneignen, er repräsentiert sie mit seiner ganzen Persönlichkeit.

Die Geschichten werden weder von einem Blatt noch von einem Teleprompter abgelesen, sondern memoriert und anschließend spontan erzählt. Die Kinder und Jugendlichen sollten den Eindruck haben, dass die Geschichte vom Erzähler selbst stammt. In ihrer Wahrnehmung sitzt oder steht der Gruppenleiter vor ihnen, ist ganz auf die Gruppe ausgerichtet und spricht frei, während sein Blick von Zuhörer zu Zuhörer schweift. Er lebt die Geschichte.

Als Erinnerungshilfe kann der Erzähler ein DIN-A5-Blatt mit einem Mindmap vor sich auf den Boden legen. Auf diesem Papier sollen keine Sätze und detaillierten Vorgaben stehen, sondern lediglich Stichwörter und eine Übersicht der Struktur der Geschichte. Wenn man sich als Redner auf mehrere Blätter stützt, dann besteht die Gefahr, dass man sich nach diesen Blättern ausrichtet. Die Spontaneität leidet. Wenn jedoch die Geschichte aus dem Gedächtnis erzählt wird, ist die Chance groß, dass sie zu einem Medium des Kontaktes wird. Der Erzähler bindet unweigerlich seine Persönlichkeit ein. Die Wahrscheinlichkeit ist dann größer, dass er auch auf einer tieferen Ebene mit seinen Zuhörern in Kontakt tritt. Sie erfahren den Gruppenleiter als Menschen. Damit erhöht sich die Chance der therapeutischen Wirkung.

4.10.2 Die Kunst des Memorierens

Damit der Erzählakt gelingt, gibt es mentale Tricks. Das Memorieren der Geschichte fällt einem leichter, wenn man die verschiedenen Szenen und Personen mit eigenen Erlebnissen, Szenen und Personen verbindet. Bei der Vorbereitung der Geschichte überlegt man sich, an wen einen der Protagonist erinnert und welcher Ort einem beim Topos in den Sinn kommt. Handelt ein Teil der Geschichte zum Beispiel in einer Wohnung, dann wählt man innerlich eine Wohnung, die man kennt. Wenn man dann von einer Wohnung erzählt, dann stellt man sich vor dem inneren Auge die betreffende Wohnung vor.[25] Natürlich teilt man dies den Zuhörern nicht mit. Das Situieren der Geschichten in einer vertrauten Wohnung wirkt sich jedoch auf die Qualität des Erzählens aus, die Zuhörer merken, dass man innerlich von einer realen Wohnung ausgeht. Die Geschichte wird persönlicher und glaubwürdiger. Das Gleiche kann man bei den Protagonisten machen.

25 Frances Yates (1966, S. 75ff.) beschreibt eindrücklich, wie die Römer diese Technik anwandten.

Es fällt einem leichter, sich einen Protagonisten vorzustellen, wenn man eine konkrete Person vor seinem inneren Auge hat. Es sollte jemand sein, den man kennt, der einem jedoch nicht zu vertraut ist.

Der Vorteil dieser inneren Repräsentanten ist, dass es einem leichter fällt, die Person oder den Ort zu beschreiben. Führt einen der Erzählstrang dann in eine Wohnung, dann geht man innerlich mit und stellt sich die gewählte Wohnung vor. Wenn man die Wohnung oder eine Person vor sich sieht, dann muss man nicht über die richtigen Worte nachdenken, denn die innere Vorstellung ermöglicht es einem, die Szene spontan zu beschreiben.

4.10.3 Hören, Sehen, Tasten, Schmecken und Riechen

Beim Erzählen einer Geschichte spielen unsere *fünf Sinne* eine wichtige Rolle: Hören, Sehen, Tasten, Riechen und Schmecken. Die entsprechenden Organe vermitteln uns Informationen, die unsere Wahrnehmungen konstituieren. Über die Augen, die Ohren, die Nase, die Zunge und unsere Haut erhalten wir Impulse, die wir anschließend interpretieren und gestalten. Ein Ton bleibt nicht nur eine Luftschwingung, sondern wird zu einer Gestalt, die uns erschreckt, irritiert oder beglückt. Wir erfassen uns selbst und die Welt um uns über unsere Sinne. Leben bedeutet darum, sich in diesen Wahrnehmungen zu finden und Schlussfolgerungen zu ziehen. Dank unseren Augen sehen wir die grünen Spitzen der Blätter einer Palme, dank dem Tastsinn spüren wir den Wind, der die Palmblätter durchweht, dank dem Geruchssinn registrieren wir den Kuchenduft, der durchs Haus weht, und dank der Zunge können wir den Apfel genießen, der vor uns liegt. Unser Denken analysiert die Inhalte, die durch die verschiedenen Sinneskanäle ins Gehirn geliefert werden, und gibt ihnen Sinn. Das was nur *ein* Sinnesorgan uns zuschickt, hat weniger Gewicht. Wenn auf den Gartenschlauch auf dem Rasen nicht auch durch ein akustisches Signal hingewiesen wird, dann schenken wir ihm weniger Aufmerksamkeit.

Wir wissen, wie wichtig Hören und Sehen für unser Erleben ist. Weniger bewusst ist uns der Einfluss, den Gerüche auf uns ausüben. Nicht nur hängen Entscheidungen von den Gerüchen ab, die in einem Raum herrschen, auch bei der Partnerwahl und dem Wiedererinnern vergangener Erlebnisse spielen Gerüche eine große Rolle. Wie viel Bedeutung dem Berühren für unser Erleben zukommt, ist uns oft auch nicht so bekannt. Bei unseren ersten vorgeburtlichen Sinneseindrücken handelte es sich wahrscheinlich um Berührungen. Als Föten nahmen wir uns dadurch wahr, dass wir die Gebärmutterwand berührten. Wenn wir berührt werden, dann beeinflusst dies unsere Stimmung und Entscheidungsfähigkeit. Als

Gast in einem Restaurant sind wir mit dem Trinkgeld großzügiger, wenn der Kellner uns kurz berührt, auch wenn wir nichts davon mitbekommen (Lim & Mynier, 1993).

Geschichten werden entsprechend spannender, wenn Sinneswahrnehmungen eingeflochten werden. Sie geben dem Zuhörer einen unmittelbaren Eindruck des Geschehens. Statt zu sagen *„Er (der Protagonist) fällt mit der Türe ins Haus und erschrickt"*, empfiehlt sich: *„Die Türfalle fühlt sich glitschig an. Er drückt sie trotzdem mit aller Kraft hinunter und rammt die Holztür mit der Schulter. Es kracht. Er verliert das Gleichgewicht und stürzt kopfvoran mit der Türe ins Haus. Dunkel, er sieht nichts, spürt den dreckigen Boden unter seinen Händen, er atmet tief durch. Langsam rafft er sich auf, reibt die Augen und blickt um sich, ein fahles Licht an der Wand, es bewegt sich. Sein Kiefer klappt herunter, er reißt die Augen weit auf: Das gibt es doch nicht! Im fahlen Licht …"*

Die Kunst beim Erzählen besteht darin, zwischendurch auf Sinneswahrnehmungen hinzuweisen, die die Zuhörer selbst interpretieren können. Bei jeder Aktion sollte an die vier Sinnesorgane gedacht werden. Klettert jemand einen Baum hinauf, dann hört er das Rauschen der Blätter, sieht eine Wiese in der Tiefe, riecht vielleicht die Rosen und spürt seinen Atem. Geschichten sollten nicht trocken wiedergegeben, sondern mit Bildern, Tönen und Gerüchen angereichert werden.

4.11 Fieslinge, Narren und Helden – wer und wie sind sie?

Geschichten leben von Helden, Feiglingen, Räubern, Betrügern, Fieslingen, Bossen, Machos, Primadonnen, Narren, Zauberern, Helfern und Normalos. Im Mythodrama werden die Kinder oder Jugendlichen eingeladen, sich vertieft mit einer oder mehreren Figuren zu befassen. In vielen Geschichten werden ihnen mehrere Archetypen präsentiert (vgl. Kapitel 5.5). Die Chance ist, dass sie eine oder auch mehrere Figuren entdecken, mit denen sie sich identifizieren können. Sie werden zu einem Vorbild oder einem abschreckenden Beispiel. Sie sehen sich dann selbst als Ritter, Abenteurer, Sängerin, Wirtin oder Mutter oder finden es fürchterlich, wie ein Mafiaboss oder eine Tratschtante handeln. Sie beginnen sich vorzustellen, was sie tun oder denken würden, wenn sie die entsprechende Person wären. Damit ihnen die Identifikation mit den Figuren leichter fällt und sie mit ihnen vertraut werden, laden wir im Mythodrama Kinder oder Jugendliche oft ein, die Figuren der Geschichte selbst zu profilieren. Bevor der Mythodramaleiter die Geschichte erzählt, werden den Kindern und Jugendlichen Karikaturen der Figuren gezeigt, die in der Geschichte vorkommen. Sie werden dann eingeladen, den Fi-

Norberts Abenteuer im Torchuttelputtlemättli-Quartier

Über Norbert reden viele Leute. Einige finden, er sei ein Aufschneider, andere finden ihn super cool, wieder andere behaupten, dass er mühsam sei, zwei Personen nennen ihn einen Bengel, und eine Ladenbesitzerin meint, so einen Jungen gebe es nur einmal. Man sagt, dass die Lehrer ihn am liebsten in die Antarktis verbannen würden. Also: Norbert ist berühmt. Doch was hat er wirklich gemacht?

Niemand weiß es genau. Man munkelt, dass er über spezielle Begabungen verfüge und die Menschen in Aufregung versetzen könne. In seinem Quartier, dem Torchuttelputtlemättli, reden alle über ihn. Doch was hat er wirklich gemacht?

Vielleicht hat es mit seinem Quartier, dem Torchuttelputtlemättli, zu tun. Denn dieses Quartier ist speziell. Jedes Haus ist anders! Ein Haus hat zehn Stockwerke und keine Treppen, ein anderes ist aus Schokolade gemacht. Wieder ein anderes Haus ist ganz flach, und in einem weiteren Haus wohnen nur Katzen. Ein Haus kann man drehen wie ein Karussell, und ein anderes sieht aus wie ein Auto! Es gibt noch andere spezielle Häuser. Könnt ihr euch vorstellen, wie die aussehen?

Man weiß auch vom Torchuttelputtlemättli, dass dort Kinder wohnen, die etwas Spezielles sind oder etwas Spezielles können. Es gibt auch einen Spielplatz. Leider können die Kinder dort nicht wirklich miteinander spielen, weil jedes etwas anderes machen will. Die Kinder wollen nicht nur schaukeln oder im Sand spielen, sondern machen noch ganz andere Dinge. Am Spielplatz hört man es darum brummen, pfeifen, jaulen, glutschen, röhren, singen, krähen, kreischen, piepen. Doch was machen die Kinder wirklich?

Die Ladenbesitzerin des Quartierladens vom Torchuttelputtlemättli, Frau Hawürklinüt, beklagt sich, dass ihre Kunden aus ihrem Laden flüchten, sobald Norbert erscheint. Wenn Frau Hawürklinüt sieht, dass Norbert kommt, positioniert sie sich darum an der Eingangstür, bewaffnet sich mit einem Besen, damit sie Norbert hinausschicken kann. Norbert ist jedoch schlau: Schon etliche Male hat er sich wieder in den Laden hineingeschlichen. Er konnte dann vor den Kunden sein spezielles Talent beweisen. Doch was macht er wirklich?

Wisst ihr, was Norbert so berühmt macht? Sein Rülpsen. Sein Aufstoßen ist einzigartig. Es gab und gibt keinen, der so rülpsen kann wie Norbert: laut, leise, schnalzend, zischend, glucksend, tief oder hoch. Wenn Norbert rülpst, dann rennen die Leute weg, erschrecken, schreien, beginnen zu zittern oder springen in die Luft. Seine Rülpser sind im ganzen Quartier bekannt. Er setzt sie gezielt ein. Er liebt es zum Beispiel, heimlich hinter andere zu schleichen, um sie durch sein lautes Rülpsen zu erschrecken. Dieses unerwartete Geräusch hinter ihrem Rücken hat schon verschiedene Personen wütend gemacht, sie sind richtig erschrocken.

Heute sitzt Norbert jedoch in seinem Zimmer. Er ist ganz allein. Es ist etwas passiert, das er nicht erwartet hatte. Norbert ist darum traurig. „Wieso hat man mir... Hätte ich doch nicht ...“, denkt er, doch ändern kann man nichts. Er findet, dass es ganz gemein ist, was ihm passiert ist. Ein Erwachsener hat ihm einen Brief gegeben, Norbert hat ihn jedoch noch nicht geöffnet. Er schaut auf den Umschlag und denkt daran, was er erlebt hat. Da hat er plötzlich eine Idee.
Zwei Tage später. Die Zeitungen und Fernsehstationen sind voll davon. So etwas hat das Torchuttelputtlemättli-Quartier noch nie erlebt.

Geschichte für Kinder zwischen 8 und 12 Jahren. Sie soll ihnen helfen, über eigene Erlebnisse oder unangebrachte Verhaltensweisen zu reden.
Weitere Geschichten unter www.mythodrama.com

guren Eigenschaften und Verhaltensweisen zuzuschreiben und sich zu überlegen, wie diese leben. Die Kinder oder Jugendlichen versehen die Protagonisten und Antagonisten daraufhin mit Attributen. Sie bestimmen, wer frech, schüchtern, vorlaut, waghalsig, vorsichtig, aggressiv, harmlos, langweilig, spannend oder brav ist.

Viele unserer Geschichten haben wir bewusst so angelegt, dass die Persönlichkeitsprofile der Protagonisten und Antagonisten nicht definiert sind. Der Mythodramaleiter kann dann beim Erzählen der Geschichte die Definitionen und Eigenschaftszuschreibungen seiner Gruppe verwenden. Die Kinder oder Jugendlichen werden auch eingeladen, sich Gedanken über die Herkunft der Figuren zu machen. Aus ihrer Sicht stammen sie dann aus New York, dem alten Athen, Zürich, Sigriswil oder Alice Springs. Häufig greifen sie auf Stereotypien zurück. Sie bezeichnen eine Figur dann als biederen Schweizer, leidenschaftlichen Libanesen, frechen Afrikaner, geizigen Schotten oder komischen Inder. Der Gruppenleiter kann zudem während des Erzählens innehalten und die Kinder oder Jugendlichen auffordern, sich zu überlegen, was die Figur nun machen oder denken wird.[26] Diese Vorgehensweise erleichtert die Identifikation mit den Figuren der Geschichte. Die Kinder oder Jugendlichen haben den Eindruck, dass es sich um ihre eigene Geschichte handelt. Sie haben die Geschichte mitgestaltet.

26 Wenn mit Schulklassen im Klassenrat mythodramatisch gearbeitet wird, dann werden alle Figuren vorher definiert und mit der Klasse zusammen erarbeitet. Siehe dazu Guggenbühl (2014)

4.12 Die Pause in der mythodramatischen Geschichte

4.12.1 Wiedererkennung ermöglicht Phasen der Entspannung

Geschichten zeichnen sich durch einen Geschichtenstrang aus. Die einzelnen Szenen sind Teil einer Gesamthandlung. Diese lebt von Überraschungen und speziellen Aktionen. Um den Gesamtzusammenhang zu verstehen, muss man aufmerksam sein, man darf nichts verpassen. Gleichzeitig möchten Zuhörende sich auch erholen. Sie sollten daher nicht permanent in Spannung versetzt werden, sondern brauchen Mikropausen. Der Erzähler sollte darum auch Momente einfügen, in denen die Zuhörenden passiv sein können. Eine Möglichkeit sind *Wiedererkennungseffekte*. Man erkennt einen Satz oder es wird eine Handlung geschildert, die bereits vorkam. Wiedererkennungseffekte kann der Erzähler einbauen, indem er bestimmte Aussagen, Gesten oder Verhaltensweisen von Protagonisten oder Antagonisten wiederholt. Es kann dabei um stereotype Verhaltensweisen, typische Sätze oder Handlungen gehen. Der Protagonist wiederholt in bestimmten Situationen die gleichen Worte, reagiert bei Fragen mit der gleichen Antwort oder drückt seine Stimmung auf eine spezielle Art aus. Er macht zum Beispiel seinen „afrikanischen Freudentanz“, wenn ihm etwas gelingt.[27]

Auch ein Tick der handelnden Person in der Erzählung bietet die Möglichkeit, zwischendurch kurz durchzuatmen. Der Protagonist gerät zum Beispiel immer in Verlegenheit, wenn jemand ihm eine Frage stellt, und antwortet: „Boba weiß nicht und Bubu beißt nicht. Das heißt, dass er gaga ist!“ Vor allem bei jüngeren Kindern lösen solche wiederkehrenden allophonischen Elemente Gelächter aus und führen zu einer kurzen Entspannung.

4.12.2 Pausen binden die Zuhörer ein

Die mythodramatischen Geschichten werden selten fortlaufend erzählt. Zwischendurch hält der Erzähler inne und fordert die Zuhörer auf, sich zu überlegen, wie es weitergeht. Wie reagiert die alte Frau, als sie sieht, dass sich ein Mädchen auf das Boot geschmuggelt hat? Was könnte das Krachen bedeuten, das der Forscher hört, als er über die Hängebrücke spaziert? Es geht darum, die Zuhörer in den Verlauf der Geschichte einzubinden. Dem Mythodramaleiter steht es frei, die Kinder anschließend zu fragen, was sie sich ausgedacht haben. Meistens ist es je-

27 Dreimal um die eigene Achse drehen, die Hände über dem Kopf zusammenschlagen, laut „Hiki-Hikidu“ rufen, bevor man zu einem speziellen Knieschlag ansetzt.

doch besser, wenn er nach einer kurzen Pause mit der Geschichte fortfährt. Der Erzähler mag den Zuhörern auch zwischendurch eine *Aufgabe* stellen. Zum Beispiel: Die Protagonistin der Geschichte wird eingeladen, eine Reise zu unternehmen. Sie darf nur drei Gegenstände mitnehmen, die in einem kleinen Rucksack Platz haben. Der Erzähler bittet dann die Kinder oder Jugendlichen, sich zu merken, was sie mitnehmen würden. Solche kurzen Einschübe geben ihnen die Möglichkeit, die Geschichte selbst zu gestalten. Außerdem ist aussagekräftig, für was sich ein Kind oder Jugendlicher entscheidet. Ein Foto der Familie? Das Handy? Ein Taschenmesser? Ein Buch? Die Zuhörer bringen ihre eigenen Vorstellungen ein und drücken damit aus, über welche Ressourcen sie verfügen. Darauf wird in der Bearbeitungsphase des Mythodramas zurückgegriffen.

4.13 Bezüge zur Außenwelt einbauen

Da der Mythodramaleiter die Geschichte frei erzählt, kann er sie nach Belieben ausgestalten. Er kann, ohne vom Hauptstrang der Geschichte abzuweichen, Details aus der realen Lebenswelt der Kinder oder Jugendlichen in seine Geschichte einbauen. Es kann sich um eine Person handeln, die alle Kinder kennen und die in der Geschichte auftritt; ein Haus, das den Kindern bekannt ist, oder ein Ereignis, das alle erlebt haben. Der Erzähler sagt dann zum Beispiel, dass der Protagonist vor einem Hauseingang steht und bemerkt, dass links und rechts der Türe ein Dämon steht und ihn angrinst. Der Erzähler weiß, dass der Eingang des Schulhauses, das die meisten Kinder besuchen, von zwei solchen Dämonen geziert wird. Die Kinder erkennen dann ihre eigene Schule.

Wenn in der Gruppe eine vertraute Atmosphäre herrscht und der Mythodramaleiter die Teilnehmenden gut kennt, dann können für die Antagonisten Namen verwendet werden, die an Namen der Gruppenteilnehmenden erinnern. Wenn ein Junge der Gruppe zum Beispiel Bruno heißt, dann berichtet der Erzähler von einem Brunokivski. Natürlich bestreitet der Erzähler, dass diese Namenswahl irgendetwas mit dem Bruno in der Gruppe zu tun hat. Die Jungen fühlen sich dann angesprochen, ohne persönlich betroffen zu sein. Vor allem jüngere Kinder lieben es, wenn sie scheinbar direkt in der Geschichte vorkommen – oder eben nicht.

4.14 Das Geschichtenerzählen als Anbindungsakt

Wie bereits an anderer Stelle erwähnt, dient die Geschichte als *Medium des Kontaktes* zwischen dem Gruppenleiter und den Kindern. Es geht nicht um die Huldigung eines literarischen Produktes oder die Präsentation einer besonders originellen Rede, die Geschichte dient vielmehr dazu, die Stimmungen, Gefühle, jedoch auch Komplexe des Erzählers für die Kinder oder Jugendlichen fassbar zu machen. Sie nehmen über die Geschichte mit dem Gruppenleiter Kontakt auf. Dieser verrät seine psychische Befindlichkeit, jedoch auch seine Eigenheiten und Vorlieben. Den Kindern bietet sich so eine wertvolle Gelegenheit, mit einer erwachsenen Person in Beziehung zu treten, ohne dass Erziehungsfragen, der Altersunterschied, Lernziele oder Regeln dazwischenkommen. Die Chance ist, dass es so zu einer Begegnung zwischen der erwachsenen Person und dem Kind oder Jugendlichen kommt.

4.15 Der Einsatz von Bildern

Der Erzähler kann Bilder einsetzen, auf denen Szenen, Personen oder der Ort des Geschehens dargestellt werden. Vor allem der Topos der Geschichte wird den Zuhörern klarer, wenn sie ein Bild vor Augen haben. Bei einer Geschichte, die in Rio de Janeiro handelte, zeigten wir den Jugendlichen Großbilder der Favela von Rio. Zusammen studierten wir sie und überlegten, wie das Leben in den Favelas sein könnte und was dort alles passieren kann. Bei einer Geschichte, die sich im Norden Kanadas abspielte, wurden den Kindern Bilder der Baffin-Insel gezeigt. Sie konnten die kahlen Berge, den Schnee und die Eiswüste studieren und sich überlegen, wie man in einer solchen unwirtlichen Umgebung überlebt. Bilder des Topos dienen der Einstimmung auf die Geschichte. Wenn man Bilder zwischendurch einsetzt, dann muss darauf geachtet werden, dass die Aufmerksamkeit der Kinder oder Jugendlichen nicht sinkt und der Erzählfluss nicht gestört wird.

4.16 Die Zuhörer sind gescheiter als der Erzähler

Erzähler haben sich der Geschichte unterzuordnen. Es geht nicht um den Eindruck, den sie als Person bei den Kindern und Jugendlichen hinterlassen, sondern darum, eine Geschichte zum Leben zu erwecken. Der Erzähler muss also auch bereit sein, dumm zu wirken, wenn es die Geschichte verlangt. Den Kindern oder Jugendlichen soll das Gefühl vermittelt werden, dass sie dem Geschichtenerzähler überlegen sind. Sie sind weniger naiv als er und erkennen Gefahren rascher:

> *„Theo blieb der Atem weg: Wow! Sie haben an mich gedacht! Sie sind also nicht beleidigt, dass ich den Schulpreis mit dem Geld bekommen habe! Er hielt die Box, die vor der Türe lag, in seinen Händen. Ein Geschenk, ein Geschenk an mich! Komisch, dass es mir nicht direkt überbracht wurde. Wahrscheinlich hatten sie keine Zeit und wussten, dass ich gleich abfahren werde. Komisch, dass kein Brief beigelegt wurde. Theo hält die Box an sein Ohr: Wieso die Box? Er reißt das Papier und den Karton auf. Drähte?"*

Natürlich: In der Geschichte wird angedeutet, dass Theo eine Bombe zugeschickt wurde. Der Geschichtenerzähler sollte jedoch so tun, als würde er dies nicht realisieren. Passagen, bei denen die Zuhörer sich gescheiter als der Erzähler vorkommen, fördern die Aufmerksamkeit und Spannung. Der Erzähler tut so, als würde er die Details, die auf eine Gefahr oder ein besonderes Ereignis schließen lassen, nicht erkennen. Die Kinder und Jugendlichen fühlen sich als Detektive.

4.17 Haupt- und Nebenszenarien einsetzen

Geschickt ist, wenn eine Geschichte sich durch *zwei parallel verlaufende Geschichtenstränge* auszeichnet. Es gibt eine Hauptbühne, gleichzeitig passiert jedoch etwas auf einer Nebenbühne. Haupt- und Nebenbühne können etwas miteinander zu tun haben oder auch nicht. Es kann sich also um *zwei Geschichten* handeln, die zusammenkommen.

Der Erzähler beginnt mit einer Geschichte. An einer bestimmten Stelle stoppt er und setzt zu einer zweiten Geschichte oder einer alternativen Szenenbeschreibung an, um später wieder zur Hauptgeschichte zurückzukehren. Er beginnt zum Beispiel mit einer Geschichte über einen Förster in Kanada, der glaubt, dass man mit den Wölfen und Bären reden kann, wenn man dazu willens ist und ihnen freundlich begegnet.

> *„Er stakt durch eine schneebedeckte Landschaft am Yukon und denkt sich: ‚Wenn ich von einem Bären angegriffen werde, dann brauche ich nur mein Talent einzusetzen.' Er blickt in die Weite, sieht Berge in der Ferne und vor sich ein weites Schneefeld. Plötzlich erkennt er etwas im Schnee. ‚Da war schon jemand', denkt er sich. Er dreht sich um und entdeckt in der Ferne etwas Braunes, das sich auf ihn zubewegt. Er überlegt: ‚Was könnte dies sein?' …"*

Hier unterbricht der Erzähler seine Geschichte und wendet sich einer ganz anderen Szene zu. Er schildert einen Jungen, der in einem Wohnhaus in Whitehorse lebt. Dieser trällert ein Lied vor sich hin, während er gamt. Zwischendurch blickt er aus dem Fenster und denkt: „Muss dieser Winter so lang sein? Wieso sind meine Eltern an den Yukon gezogen? Ich wäre so viel lieber in Bäretswil geblieben." Der Junge widmet sich einem Computerspiel, das in Sibirien entwickelt wurde. Heute flackert der Bildschirm jedoch. Etwas ist komisch. Er macht einen Restart, doch der Bildschirm flackert immer noch. Da hört er eine Stimme aus seinem Computer. Sie warnt vor Bären ...

An dieser Stelle kehrt der Erzähler wieder zum Hauptstrang zurück und die Geschichte geht weiter. In dieser Geschichte kann der Junge schließlich dem Förster helfen, da er durch sein sibirisches Computerspiel über eine Melodie verfügt, die Bären beruhigt.

Eine Geschichte mit zwei Szenerien zu erzählen, geht jedoch nur, wenn eine der Geschichten der Hauptstrang ist. Bei der zweiten Geschichte sollte es sich um ein Nebengeschehen handeln.

4.18 Gefühle und Stimmung durch Details ausdrücken

„Sie sitzen im Flugzeug und überfliegen in geringer Höhe den Amazonas. ‚Wie lange dauert das noch?', denkt Getrud Hegetschwiler aus Bad Kreuznach und wirft einen Blick aus dem Fenster. ‚Wald, Wald, Wald – wie langweilig. Nicht einmal Wein gibt es hier wie bei mir zu Hause. Hatte der Reiseleiter nicht versprochen, dass man einen Berg mit einem eindrucksvollen Wasserfall sehen würde?' Getrud schaut auf den unendlichen Wald. Doch, was ist das? Getrud presst ihre Nase an die Fensterscheibe und starrt hinunter. Das gibt es doch nicht! Der Atem bleibt ihr weg und ihr Herz klopft. Nein, das ist nicht möglich. Sie schaut um sich. Die anderen Passagiere sind ruhig. Sie blickt noch einmal aus dem Fenster und sieht den Wald. Das Flugzeug verliert an Höhe ... Zwei Wochen später sitzt sie an einem wackligen Tisch in Porto Alegre. Sie ist zufrieden. Neben ihr sitzt Pedro. Sie ist ihm innig verbunden und dankbar, für das, was er für sie getan hat."

Geschichten fördern bei den Zuhörern die Spannung, wenn die Hauptereignisse nicht ausformuliert, sondern lediglich angedeutet werden. Der Geschichtenstrang geht auf ein Ereignis zu, um kurz davor zu stoppen. Die Zuhörer können sich dann vorstellen, was passiert sein könnte.

Weiter ist in diesem Zusammenhang wichtig, dass Stimmungen und Gefühle nicht explizit ausgedrückt werden, sondern durch die Schilderung der Gestik und Mimik der betreffenden Person. Statt zu sagen „Sie hat Angst“, beginnt sie zu schwitzen, zittert und hat die Augen weit aufgerissen. Die Worte „Sie hat Angst“ müssen nicht verwendet werden, in der Fantasie wird das deutlich.

4.19 Der Einsatz von Mental Movers

Ein weiteres Merkmal der mythodramatischen Geschichten sind die *Mental Movers*. Es handelt sich um kleine Beigaben, die zum Geschichtenstrang nicht zu passen scheinen, ein Element, das man aufgrund der Geschichte nicht verstehen kann, das keinen Sinn ergibt. Zum Beispiel: Die Protagonistin spaziert über einen schmalen Feldweg. Sie möchte im nahen Lebensmittelladen ein Brot kaufen. Als sie den Laden erreicht, steht ein rot gekleideter Mann vor der Tür, hebt die Stimme und sagt: „Ich bin auch ein Videorecorder! Vergessen Sie das nicht!“ Die Frau schüttelt den Kopf und eilt an ihm vorbei.

Der Zweck solcher bizarren Details besteht darin, bei den Zuhörern eine *kognitive Dissonanz* auszulösen. Sie überlegen sich, ob ein Zusammenhang mit dem Geschichtenstrang besteht. Oft lösen sie eine Ratlosigkeit aus. Kinder und Jugendliche beginnen zu sinnieren und suchen nach Zusammenhängen. Die Erklärungen, die sie entwickeln, sagen oft auch etwas über ihre Persönlichkeit und ihre mentalen Ressourcen aus. Sie zeigen dem Mythodramaleiter, wie das Kind oder der Jugendliche denkt und welche Lösungen für sein Problem man aus seinen Überlegungen ableiten kann. Oft kommt es aber auch vor, dass solche leichten Verrücktheiten von den Zuhörern überhört werden: Man will nur hören, was man versteht.

5
Phase vier: durch Fantasien entführt werden – die Imagination

Zusammenfassung

In diesem Kapitel wird die vierte Phase des Mythodramas theoretisch begründet und beschrieben. Die Kinder oder Jugendlichen werden angehalten zu imaginieren. Die Imagination wird als Fähigkeit verstanden, auf neue Ideen zu kommen und Bilder zu entwickeln, die helfen, uns zu verstehen. Die Imagination wird in einen gesamtgesellschaftlichen Kontext gestellt und ihre Bedeutung für die Gruppenpsychotherapie beleuchtet.

Was unterscheidet den Menschen vom Tier? 99 Prozent unseres Erbguts teilen wir bekanntlich mit unseren nächsten Verwandten, den Schimpansen. Der Darwin-Schüler Huxley (1863) war schon im vorletzten Jahrhundert überzeugt, dass unsere Handlungen, Entscheidungen und Emotionen biologisch determiniert seien und mithin das Gefühl der Selbststeuerung des Menschen eine reine Illusion sei. Der Zufall von Genmutationen steuere nach Darwins Evolutionstheorie (Darwin, 2018) die Entwicklung des Menschen und nicht der Geist, dieser sei lediglich ein Abfallprodukt unserer Hirnaktivitäten.

Unser Selbstverständnis unterscheidet sich von der Auffassung Huxleys. Gemäß unserer Wahrnehmung sind die Unterschiede zu den Primaten *gigantisch:* Wir Menschen treffen Entscheidungen, gehen aufrecht, kleiden uns, wohnen in isolierten Häusern, bewegen uns in Metallgehäusen, in denen wir die Restbestände der Dinosaurier verbrennen, drängen uns in runde Konstruktionen, die uns durch die Lüfte tragen, und verbringen endlose Zeit damit, Töne und Zeichen auszutauschen. Wir erleben uns als unterschiedlich, auch wenn wir realisieren, dass wir vieles mit der Tierwelt teilen (siehe auch De Waal, 2017). Schon zu Darwins Zeiten hoben im Gegensatz zu Huxley einige seiner Schüler die Unterschiede hervor und betrachteten den Geist als entscheidend für die menschliche Entwicklung. Darwins Schüler Wallace (1855) ging von der überragenden Bedeutung des Geistes bzw. des Denkens aus. Der Geist sei der Motor der Entwicklung und einzigartig unter den Lebewesen auf Erden. Diese Auffassung wurde in neuerer Zeit durch die Ethologie bestätigt. Unser Reflexionsvermögen sei eine Fähigkeit, die bei unseren engsten Verwandten nicht vorkomme. Vor allem: Wir sind fähig *zu mentalen Zeitreisen*. In Gedanken können wir Zukunftsszenarien ausprobieren und die Vergangenheit analysieren. Unsere Zeitreisen verlaufen immer wieder anders, da ein Parameter genügt, um alles zu verändern. Diese mentalen Zeitreisen bestehen aus inneren Bildern. Wir stellen uns etwas vor oder wenden uns einem Bild aus der Vergangenheit zu. Das Spezielle am Menschen sei zudem: Die vorgestellten Szenerien haben oft *Aufrufcharakter*. Wir wollen umsetzen, was wir in unserem Kopf entwickelt haben. Fantasien sind damit die Ursache unserer Handlungen und Pläne (Suddendorf, 2014). Die Fähigkeit, sich mental wegzubeamen und in eine andere Szenerie zu versetzen, gebe uns Antrieb, mache uns zu einem leicht *ver-rückten* Wesen. Unsere Handlungen und Motive lassen sich somit nicht nur aus der Lebensrealität ableiten, sondern gründen in Fantasien, der Imagination. Dank ihrer gestalten wir unser Leben um, verlassen Behausungen, zerstören unser Umfeld, experimentieren mit Materialien, besteigen Berge und starten Projekte. Es ist nicht die nüchterne Realität, die uns bewegt, sondern Vorstellungen, die über unser Dasein hinausragen.

In der vierten Phase des Mythodramas wird diese Fähigkeit kreativ genutzt. Die Geschichten dienen dazu, Kinder oder Jugendliche zur Imagination anzuregen. Nach dem Anhören der Geschichte werden sie darum aufgefordert, sich auszumalen, wie die Geschichte weitergeht. Beim Anhören der Geschichte wurden sie in eine andere Welt transportiert. Was sie sich innerlich vorgestellt haben, soll weitergesponnen werden. Die Kinder, Jugendlichen oder Erwachsenen hören jedoch nicht nur zu, an bestimmten Stellen unterbricht der Mythodramaleiter seine Geschichte und fordert die Zuhörer auf, sich die Fortsetzung selbst auszudenken. Beispiele für Imaginationen von Kindern und Jugendlichen während der vierten Phase einer mythodramatischen Gruppensitzung:

- Knabe, 10 Jahre: „*Das Haus auf der Insel ist schief, es hat ein komisches rotes Dach. Edmund geht zum eigenartigen Haus und klopft an eine Türe. Ein Mann tritt heraus. Edmund tritt zurück, sein Kiefer fällt herunter. Der Mann sieht furchterregend aus, vor allem das Gesicht. Woher hat er diese Schramme? Edmund umklammert seine Laserpistole! Er zittert. Soll ich? Nun ertönt ein lauter Knall und schallendes Gelächter …*“

- Knabe, 8 Jahre: *„Überall hat es Scheißdreck, auf allen Leuten hat es Scheißdreck, auch auf den Lampen, auf den Bäumen, auf den Häusern, auf den Auto hat es Scheiße. Barnie kommt und macht alles kaputt, schließlich ist nichts mehr da, nur Scheiße, Scheiße. Barnie ist ganz alleine, plötzlich kommt ein Windstoß und ein Strahl, Barnie wird in die Luft gehoben, im Kreis gedreht und ist plötzlich in einem Raumschiff. Neben ihm steht ein Hochzeitspaar. Es kichert ...“*
- Mädchen, 13 Jahre: *„In diesem Meeresteil gibt es große Fische. Einige sind aggressiv. Vor allem wenn man schlechte Gedanken hat, greifen sie einen an. Das Klopfen kommt von einem solchen Fisch. Ich stehe auf dem Bug des Schiffes, der vordere Teil des Schiffes ist wegen eines Zusammenstoßes beschädigt, Wasser dringt durch die Ritzen der Schiffshülle. Schließlich springe ich ins Wasser und winke meinem Kollegen, der springt mir nach. Schließlich sind wir beide im Wasser und sehen eine Insel vor uns.“*

Obige Imaginationen sind Fortsetzungen verschiedener Geschichten. Der Mythodramaleiter hielt beim Erzählen der Geschichte an einer Stelle inne, bei der ein Ereignis angedeutet wird. Diese Cliffhanger lösten bei den Kindern oder Jugendlichen eine leichte Spannung aus. Der Mythodramaleiter forderte sie dann auf, sich zu überlegen, wie die Geschichte weitergehen könnte. Alles sei möglich, auch das Gegenteil, fügte er hinzu. Er erklärte den Kindern, dass sie in sich hineinhören und den Bildern nachgehen sollen, die die Geschichte in ihnen ausgelöst hat.

Um fantasieren zu können, müssen sich die Kinder oder Jugendlichen wohlfühlen. Je nach Raum geschieht dies auf unterschiedliche Weise. Findet die Sitzung in einem Gruppenraum mit Teppichen und Kissen statt, dann können sich die Kinder oder Jugendlichen auf den Boden legen oder auf bereitgestellten Matratzen ausstrecken. Kinder verkriechen sich gerne hinter Kissen oder werfen sie einander zu. Wenn die Geschichte in einem Schulzimmer oder Konferenzraum angehört wird, dann wird die Imaginationsphase mit einer genauen Anleitung begonnen, da Chaos verhindert werden muss. Wenn die Kinder oder Jugendlichen hinter Schulbänken sitzen, dann bittet der Mythodramaleiter sie, ihren Kopf auf die verschränkten Unterarme auf den Tisch legen. Anschließend sollen sie die Augen schließen. Diese Anweisung sollte mit fester Stimme erteilt werden. Die Kinder oder Jugendlichen realisieren so eher, was von ihnen erwartet wird. Jugendliche und Erwachsene kommen dieser Aufforderung gerne nach. Jüngere Kinder und Schulklassen lassen sich dagegen gerne vom Geschehen im Raum ablenken. Um dem vorzubeugen, empfiehlt es sich, die Kinder in einem gewissen Abstand voneinander zu platzieren.

Von der Tonalität der Stimme des Mythodramaleiters hängt ab, ob Kinder oder Jugendliche sich entspannen und fantasieren können. Seine Anweisungen gibt er mit ruhiger Stimme. Vielleicht beschreibt er Körpergefühle und Empfindungen: „Dein rechter Arm ist nun ganz schwer“, „Du atmest tief ein und aus“, „Du hast das Gefühl, in den Boden zu versinken“, „Du bist völlig entspannt“, „Du streckst deine Glieder so weit wie möglich“. Je entspannter die Zuhörer sind, desto größer die Chance, dass innere Bilder andrängen und angeschaut werden können. Sie sollten nicht das Resultat eines willentlichen Aktes sein, sondern einer spontanen Eingebung. Die Regie dieses inneren Theaters wird der Seele übergeben.

Kinder imaginieren auf andere Weise als Erwachsene und Jugendliche. Imagination, verstanden als ein Zustand, in dem man sich in sich hineinversenkt und die Außenwelt ausblendet, empfinden sie als unnatürlich. Da sie über weniger Ich-Kontrolle verfügen, können sie sich schlechter von ihrer Umgebung abgrenzen. Wenn sie sich jedoch auf die Geschichte konzentrieren, dann imaginieren sie, ohne dass sie es realisieren. In ihrer Wahrnehmung befassen sie sich immer noch mit einem Außenthema. Die Geschichte dient darum als Katalysator. Die Zuhörer greifen spontan auf unbewusste Bilder zurück, wenn sie die Geschichte weiterspinnen. In ihnen drückt sich ihr seelischer Zustand aus.

Ein Junge sperrte in seinem Schluss den Protagonisten in den Keller eines Schulhauses. In seiner Vorstellung brach das Schulhaus anschließend über dem Jungen zusammen. Seine Szene drückte ziemlich präzise seine aktuelle Situation aus. Er hatte große schulische Schwierigkeiten, die durch familiäre Probleme augmentiert wurden. Seine persönlichen Gefühle entsprachen denen des Protagonisten: im Keller. In seinem Ende der Geschichte verfügte der Protagonist jedoch über eine Geheimwaffe: Er konnte sich in einen anderen Menschen verwandeln. Dies war für uns ein wichtiger Hinweis, dass er noch über eigene Kräfte verfügte, seine Probleme zu meistern.

5.1 Durch den Raum stampfen, schreien: Inszenierungen

Kinder bewegen sich gern. Wenn sie sich unter anderen Kindern wissen, dann verstärkt sich dieses Bedürfnis. Um ihnen zu helfen, sich auf die Geschichte einzulassen, können Aktivitäten, die in der Geschichte vorkommen, nachgespielt werden. An der entsprechenden Stelle schlägt der Mythodramaleiter zum Beispiel vor, durch den Raum zu stampfen und zu schreien, wie es der Protagonist in der Geschichte tut. Dank solcher kurzer Einschübe reagieren die Kinder ihr Bewegungsbedürfnis ab, ohne den Kontakt zur Geschichte zu verlieren. Sie sind aktiv, doch mental immer noch mit der Geschichte verbunden. Solange sie sich auf den Erzähler konzentrieren und ihm zuhören, sind sie in der Regel ruhig.

Wenn der Erzähler das Ende der Geschichte erreicht hat, dann stehen Kinder und Jugendliche gerne auf, rennen herum, blödeln, raufen und stupsen sich gegenseitig. Der Leiter des Mythodramas sollte jedoch die Kontrolle über die Gruppe behalten. Vieles hängt von der Art ab, wie er die Anweisungen gibt. Wichtig ist, dass er nach Beenden der Geschichte sofort mitteilt, wie es weitergeht: „Nun haltet ihr die Augen geschlossen und hört in euch hinein. Jeder soll für sich allein überlegen, wie die Geschichte weitergeht!“ Er gibt solche Anweisungen mit ruhiger, doch bestimmter Stimme und reagiert sofort, wenn ein Kind unruhig wird, indem er es kurz an Schultern, Armen oder Rücken berührt.

5.1.1 Schummeln als Gruppenerlebnis

Kinder können meistens die Quelle ihrer Fantasien nicht benennen. Nicht immer sind sie es selbst, die den Schluss entwickeln. Für den Mythodramaleiter ist es darum schwierig zu unterscheiden, ob eine Schlussversion vom betreffenden Kind stammt oder aber von einem Kollegen oder einer Kollegin abgeguckt wurde. In der Geschichte mit der Bootsfahrt präsentierten einmal drei Kinder einen identischen Schluss: Das Schiff wird von Piraten überfallen und alle Passagiere den Haien vorgeworfen! Hat man nun persönliche Eingebungen vor sich oder handelt es sich um eine Anpassungsleistung an das Gruppenkollektiv? Für die Arbeit mit den Kindern oder Jugendlichen spielt dies eine untergeordnete Rolle. *Alles,* was die Teilnehmenden aus der Geschichte machen, hat eine Bedeutung. Wenn Kinder den Schluss der Geschichte bei anderen abgucken, dann sagt dies etwas über ihre Stimmung oder Befindlichkeit in der Gruppe aus. Beim Schluss mit den Haien wollten die Kinder frech sein, provozieren und sich als Gruppe erleben. Sie wollten sich mit einem eigenen Profil einbringen. Über die persönliche Relevanz einer Schlussfassung kann man erst nach einem *Dialog* mit dem betreffenden Kind entscheiden. Voraussetzung ist der persönliche Kontakt und die Kenntnis des sozialen Hintergrunds des betreffenden Kindes.

5.1.2 Provokativ, harmlos, extrem oder banal: Jeder Schluss ist erlaubt

Die Bereitschaft, inneren Bildern nachzugehen, ist bei Jugendlichen größer als bei Kindern. Wichtig ist jedoch auch bei ihnen das Setting und die Stimmung, die in der Gruppe herrscht. In einer angenehmen, humorvoll-lockeren Atmosphäre fällt das Imaginieren leichter. Der Mythodramaleiter sollte darum nicht eine todernste Stimmung verbreiten, sondern es – in der Sprache der Jugendlichen – „easy“ nehmen. Es kann jedoch geschehen, dass die Kinder oder Jugendlichen vom Ehrgeiz gepackt werden, ein außerordentliches Ende zu entwickeln. Sie wollen sich bei ihren Kollegen und Kolleginnen profilieren. Sie strengen sich an, einen möglichst originellen Schluss zu präsentieren, oder glauben, es gäbe einen korrekten Schluss. Der Leiter des Mythodramas wird in solchen Fällen gegensteuern. Er betont, dass es keine richtigen oder falschen Schlüsse gibt und man nicht zu viel Zeit für den eigenen Schluss aufwenden sollte. Es gibt auch immer wieder Geschlechtsunterschiede: Mädchen fantasieren tendenziell Beziehungsdramen. In ihren Enden kommen gemäß meinen Erfahrungen mehr menschliche Auseinandersetzungen vor: Freundschaften, Feindschaften, gemeines Verhalten und Verletzungen. Bei Knaben dominieren extreme Ereignisse. Sie malen sich Abenteuer aus, Explosionen und Kämpfe (Konner, 2010). Oft wollen sie mit ihren Schlüssen imponieren. Sie möchten provozieren und fantasieren deshalb Gewalt und sexuelle Szenen. Wichtig ist, dass man diese Schlüsse nicht negativ bewertet oder andeutet, welcher Schluss einem behagen würde.

5.1.3 Räume: die Kunst der leichten Unordnung

Beim Mythodrama spielen auch Größe und Gestaltung des Raumes eine Rolle. Geeignet sind Räume, in denen man sich bewegen kann. In Schulen sind das die Turnhallen oder Singsäle. Ideal sind Räume mit einer großen Freifläche und einer Vielzahl an Kissen. Sie werden dann von den Kindern oder Jugendlichen als ihre Räume wahrgenommen. Der Raum signalisiert: Man darf so sein, wie man ist, auch blödeln, Sprüche reißen und spielen. Über solche Räume verfügt man nur in Ausnahmefällen. Während meiner Arbeit als Leiter der Abteilung Gruppenpsychotherapie an der kantonalen Erziehungsberatung in Bern hatten wir das Glück, über Kellerräume zu verfügen, die über eine schmale Treppe erreichbar waren. Jeder der fünf Gruppenräume hatte einen anderen Grundriss und erfüllte eine andere Funktion. Im Discoraum fanden Gespräche statt, im Vorraum gab es eine Bühne, auf der Geschichtenenden gespielt wurden, der Geschichtenraum war voller Kissen und daneben gab es noch einen Umkleideraum. Die Kinder und Jugendlichen liebten die Verschachtelung der Räume und das Hinabsteigen in die Tiefe. Das Mythodrama kann jedoch auch, solange die Gruppe nicht groß ist, in kleinen Räumen oder sogar dem eigenen Sprechzimmer oder in einem Schulzimmer durchgeführt werden. Entscheidend ist, was die Wände, die Möbel und die weiteren Gegenstände signalisieren. Ein zu klinisches oder zu ordentliches Zimmer hemmt die Imaginationskraft. Eine leichte Unordnung und Gegenstände, die keinen unmittelbaren Zweck erfüllen, regen hingegen die Fantasien an. Vielleicht steht eine afrikanische Holzstatue auf einem Büchergestell, hängt ein Bild eines Toreros an der Wand oder steht eine Schachtel Schokolade auf dem Pult. Die Gruppenteilnehmenden sollen nicht den Eindruck bekommen, dass der Mythodramaleiter alles im Griff hat, während sie selbst mit dem Leben kämpfen.

Sind die Kinder oder Jugendlichen angespannt oder haben sie noch kein Vertrauen in die Gruppe, dann können ihnen Vorgaben helfen. Der Mythodramaleiter gibt dafür Hinweise: Wenn er mit seiner Geschichte fertig ist, dann teilt er der Gruppe mit, dass in ihren Geschichtenenden gewisse Objekte oder Sätze vorkommen sollten. Er sagt zum Beispiel, dass der Satz „Es hat noch frische Tomaten in der Lebensmittelabteilung“ oder „Seid ihr sicher, dass die Brücke hält?“ oder „Ich würde jedoch alles machen, wenn ich euch wäre!“ vorkommen. Wenn die Teilnehmenden fantasieren, wie die Geschichte weitergeht, dann bauen sie den vorgegebenen Satz ein. Der Mythodramaleiter kann auch Gegenstände oder Personen vorschlagen, die in der Schlussfassung integriert werden können: ein gelbes altes Auto, zwei nörgelnde alte Frauen oder ein Polizist, gekleidet in ein Ballettkostüm. Je absurder, desto eher werden die Kinder angeregt, die Vorschläge anzunehmen und anschließend eigene Denkwege zu beschreiten.

Die Praxis hat gezeigt, dass vor allem Schulklassen froh sind um solche Hinweise. Bei ihnen besteht die Gefahr, dass sie die Übung als Schullektion wahrnehmen oder sich gegenseitig stören. Wenn sie konkrete Sätze in ihren Schluss integrieren müssen, dann konzentrieren sie sich eher und sind eher bereit zu fantasieren.

5.2 Die konstruktive und die zerstörerische Kraft der Imagination

Im Mythodrama werden Geschichten eingesetzt, um den Kindern, Jugendlichen oder Erwachsenen beim Imaginieren zu helfen. Wie bei Kinobesuchen oder Filmen auf Netflix versetzen sich die Zuhörenden in andere Welten. Diese Hinwendung zur eigenen Innerlichkeit mobilisiert auch die eigene Fantasie. Wenn wir uns vor dem inneren Auge das Geschehen vorstellen, dann bereichern wir die Szenerie mit eigenen Vorstellungen. Hören wir uns eine Geschichte über die Dorfjugend eines Bergdorfes an, taucht in unserem Kopf vielleicht das Bild eines Bergdorfes auf, das wir während der Ferien besucht haben. Wir sehen ein Bündner Bergdorf wie Juf oder Disentis vor uns oder eine Siedlung in den Bergen Georgiens. Das Thema der Geschichte löst eigene Fantasien aus. Diese Fähigkeit, der Realität zu entkommen, hilft Krisen zu überwinden und uns selbst zu ertragen

(Gottschall, 2012, S. 87). Imagination ist der Schlüssel zur Bewältigung von persönlichen Schwierigkeiten. Bevor die nächste Stufe des Mythodramas, die Bearbeitung, erläutert wird, wenden wir uns deswegen vertieft der psychologischen Bedeutung der Imagination zu. Um ihren Einfluss auf unser Denken und Handeln aufzuzeigen, beginnen wir mit dem tragischen Schicksal des Antarktisforschers Henry Worsley. Seine Versessenheit und seine kompromisslose Ausrichtung auf eine Vorstellung zeigen exemplarisch, welchen Einfluss Imaginationen auf uns haben können. Worsley ist ein Beispiel für die positiven und negativen Auswirkungen, die die Einbildungskraft auf uns haben kann (Worsley, 2011).

„Immer ein bisschen weiter ..., ein bisschen weiter." Diesen Satz wiederholte Worsley in seinem Kopf, während er einen Ski vor den anderen schob. Der Satz wirkte wie ein Mantra. Er half ihm, die eintönige Schneelandschaft um sich herum auszublenden. Vor, neben und hinter ihm dehnte sich eine schier unendliche Weite aus, bestehend aus Schnee, Schnee und nochmals Schnee. Ein eisiger Wind blies ihm ins Gesicht und, da er einen Zahn verloren hatte, direkt in den Mund. Die Kälte war unerträglich. Durch die Anstrengungen geschwächt und krank kam er nur langsam voran. Trotz der höllischen Qualen weigerte er sich jedoch, den Notknopf zu drücken und Hilfe anzufordern. Nichts brachte Henry Worsley, den britischen Ex-Soldaten, von seinem Vorhaben ab. Er wollte die Antarktis im Alleingang durchqueren! Er hatte sich gut vorbereitet. Auf Baffin Island in Kanada hatte er trainiert und sich außerdem über alle Gefahren erkundigt. Eigentlich sollte nichts schiefgehen. Nach 71 Tagen enormer körperlicher Anstrengungen brach Worsley kurz vor dem Ziel zusammen. Er war nicht nur dehydriert und entkräftet, sondern litt auch unter bakterieller Peritonitis. Worsley starb einige Tag nach seiner Evakuierung in Punta Arenas, Chile. Er konnte seinen Traum nicht erfüllen.

Ein Langlauftrip über den Südpol ist nicht jedermanns Sache. Die Leser sind vermutlich mit mir einig, dass das Vorhaben von Worsley leicht verrückt war. Niemand hat von ihm verlangt, mit Langlaufskiern die Antarktis zu durchqueren. Für die meisten von uns ist es unvorstellbar, freiwillig solch grausame Strapazen zu ertragen. Zudem: Der persönliche Nutzen einer Antarktis-Durchquerung ist praktisch null. Wieso tut sich jemand so etwas an? Woher nimmt er die Kraft, ein solches Unternehmen zu starten, sein vertrautes Familienleben zu verlassen und am anderen Ende der Welt sein Leben zu riskieren? Weder in seinen Prägungen kam die Antarktis vor, noch war dies ein Thema seines Milieus.

5.2.1 Unsere ganz normalen Verrücktheiten

Das Beispiel Worsley ist extrem, doch die Eigenschaft, sich nach einer Vorstellung auszurichten, die über das eigene Dasein hinausreicht, haben wir alle, wenn auch in verschiedenem Ausmaß. An solchen Beispielen erkennen wir die Macht der Vorstellung. Wir leisten Außerordentliches, können jedoch auch zugrunde gehen. Wir passen uns nicht nur äußeren Bedingungen an und optimieren unsere Lebenssituation, sondern wir neigen durchaus auch zu leicht verrückten Aktionen.[28] Unsere Entscheidungen dienen nicht immer unserem Wohl oder unseren Interessen, sondern sind Ausdruck einer Fantasie. Wir machen Dinge, die unsere Gesundheit gefährden, unseren Alltag erschweren und für Außenpersonen nicht nachvollziehbar sind. Wir verhalten uns „nicht ganz normal".

Irrationale Handlungen haben unterschiedliche Auswirkungen. Neben harmlosen Aktionen, wie jene des englischen Exzentrikers John Slater, der im Streifenpyjama von der südwestlichsten zur nordwestlichen Spitze Grossbritanniens spazierte, von Land's End nach John O'Groats (siehe Weeks & James, 1995, S. 131ff), gibt es Verhaltensweisen, bei denen wir ungläubig den Kopf schütteln: Hochhäuser ohne Sicherung besteigen, ein Autorennen zwischen Bern und Zürich liefern und Ähnliches mehr. Es handelt sich dabei um Handlungen, die durch eine Vorstellung ausgelöst wurden.

Vorstellungen führen auch zu Richtungsänderungen im eigenen Leben. Der Chefarzt, der unbedingt Lastwagenfahrer werden wollte und deswegen seine Stelle in einer Klinik kündigte, der Lehrer, der von einem Leben bei den Indianern von Neu Mexico träumte und deswegen seinen Job aufgab und seine Familie verließ. Paul Gauguin verließ seine Familie, um auf Französisch-Polynesien Einheimische zu malen. Er träumte von einem Leben in der Wildnis mit schönen Frauen. Wir Menschen sehnen uns nach außerordentlichen Erlebnissen oder Herausforderungen, auch wenn unsere Lebensumstände gut sind. Etwas in uns führt dazu, dass wir uns nicht immer so verhalten, wie man es von uns erwartet und wie es unserer Sozialisation entspricht. Wir verwehren uns der Programmierung durch gesellschaftliche Vorgaben.

Die Suche nach dem Außergewöhnlichen führt jedoch meistens nicht zu radikalen Veränderungen im eigenen Leben oder zu waghalsigen Projekten. Doch auch wenn wir besonnen bleiben und unser Leben nicht völlig umkrempeln, bedeutet das nicht, dass nicht das Bedürfnis nach dem Ungewohnten in der Tiefe unserer Seele schlummert. Der Wunsch, in eine andere Welt einzutauchen, kann

---

28 In meinem Buch „Wer aus der Reihe tanzt, lebt intensiver" (Guggenbühl, 2001) beschreibe ich dieses Phänomen genauer.

auch diskret gelebt werden. Man versucht, das ganz andere auszuleben, ohne Brüche oder einen Skandal zu verursachen. Das besondere Erlebnis wird in der Exotik, die unsere Gesellschaft anbietet, gesucht. Man bucht eine Reise nach Belize, um in tropischen Sümpfen zu staken, meistert einen Teil des Pilgerwegs nach Santiago de Compostela oder bricht zu einer Mountainbike-Tour ins Livigno-Tal auf. Das Außerordentliche wird im Rahmen der Ordnung gelebt.

Wieso ist ein Ausbruch aus dem Alltagstrott attraktiv? Wieso bleiben wir nicht in unserer Wohlfühlzone? Unser Verhalten führen wir auf Motive zurück. Wir identifizieren Gründe, wieso wir etwas tun oder lassen. Bei Motiven handelt es sich um richtungsgebende, leitende und antreibende psychische Ursachen des Handelns (siehe Schiefele & Schreyer, 1994). Sie vermitteln Energien und machen uns entschlussstark. Wir werden durch eine Vielzahl von Motiven angetrieben. Sie unterscheiden sich in der Qualität, der Wirkung und ihrem Profil. In der Psychologie spricht man von Trieben, Wünschen, hormonellen Auswirkungen und dem Willen. Ob wir etwas aus eigenem Antrieb tun oder aufgrund äußerlicher Gründe, ist oft für uns selbst nicht klar. Denn die meisten unserer Handlungen sind nicht Folge eines inneren Dranges. Wir erfüllen gesellschaftliche Erwartungen, gehorchen Regeln und erfüllen unsere Pflichten. In einem Laden kaufen wir eine Flasche Wein, weil uns das Angebot überzeugt und natürlich, weil ein Tropfen Rotwein zu einem guten Essen gehört. Wir kaufen eine Alarmanlage, weil es in der Nachbarschaft zu Einbrüchen kam und wir uns um die Sicherheit der Familie sorgen.

Bei vielen Handlungen handelt es sich um spontane Reaktionen, andere können auch eine Folge von äußerem Druck sein. Schüler erledigen die Hausaufgaben, weil sonst unangenehme Konsequenzen drohen, Autofahrer drosseln die Geschwindigkeit, weil sie Bußgelder befürchten. Bei solchen Handlungen müssen wir nicht in der Tiefe der Seele nach Gründen suchen, sondern es sind *Anpassungsleistungen*. Sie haben keinen oder nur einen losen Zusammenhang mit unserer Psyche. Wir leisten sie, weil wir Teil einer Gemeinschaft sind, nicht ausgeschlossen werden wollen und einsehen, dass Codes und Regeln eingehalten werden sollten.

Was reizt uns nun jedoch am ganz anderen? Ein Problem ist, dass die explizit angeführten Gründe meist nachgeschoben werden. Wir basteln uns eine Erklärung zurecht, um die Aktionen vor uns selbst und unseren Mitmenschen zu legitimieren. Bei der Eruierung von Motiven helfen uns darum die deklarierten Gründe oft nicht weiter. „Weil er da ist!“, erklärte der berühmte britische Bergsteiger Georg Mallory (1886–1924), als er danach gefragt wurde, wieso er den Mount Everest besteige. Ihm war vielleicht bewusst, dass eine wortreichere Erklärung keine

Antwort auf sein Motiv wäre. Wenn wir sagen, wieso wir etwas tun, ist das oft nicht der wirkliche Grund unserer Handlung. Wir setzen dann die Sprache zur Verschleierung der wahren Gründe ein. Eine bekannte Ruderin erklärte überzeugend, dass sie den Atlantik mit einem Ruderboot überquere, um auf die Meeresverschmutzung aufmerksam zu machen. Dies tönt in den Ohren der Allgemeinheit gut. Vielleicht wollte sie jedoch tatsächlich beachtet werden, einem Konkurrenten eins auswischen oder dem Mief zu Hause entkommen. Egoistische oder amoralische Motive verschleiern wir gerne mithilfe von edlen Begründungen (Haidt, 2006, S. 69ff.). Wir täuschen uns also über uns selbst. Dies geschieht auch im Kleinen. Wir sind überzeugt, dass wir uns einer Diät unterziehen, verschlingen dann aber ein großes Stück Schwarzwälder Kirschtorte bei den Nachbarn: Es wäre doch unhöflich, das Angebot abzulehnen!

Wenn wir solche Diskrepanzen an uns bemerken, dann suchen wir äußere Gründe oder konstruieren Entschuldigungen. Wir wollen unser Selbstbild erhalten. Gemäß diesem kontrollieren wir unsere Handlungen. Was wir machen, verstehen wir als Resultat bewusster Entscheidungen. Aus psychologischer Sicht ist dies jedoch nicht der Fall. So wie unser Selbstbild nicht ein objektives Spiegelbild unserer Persönlichkeit ist, entsprechen unsere deklarierten Absichten oft nicht unseren wirklichen Motiven.

Ein Grund ist, dass wir nicht durch ein allmächtiges Kommandozentrum in unserem Gehirn gesteuert werden, sondern durch verschiedene Kräfte. Es gibt Motive, die wir akzeptieren, andere, deren wir uns schämen. Sigmund Freud entwickelte dazu das Instanzenmodell. Er sprach vom Es, Ich und Über-Ich, die gegenseitig um Einfluss kämpfen. Abraham Maslow stellte eine Bedürfnispyramide auf, die die Priorität von Bedürfnissen darstellt, und C. G. Jung identifizierte Komplexe, die unser Verhalten beeinflussen. Sowohl in unserem Berufs- wie auch in unserem Privatleben führen wir Befehle unterschiedlicher Autoritäten aus. Man selbst erkennt oft nicht so leicht, welches Motiv sich durchgesetzt hat. Wir spüren einen Impuls, der eine bestimmte Handlung auslöst, und glauben an unsere Erklärung, auch wenn sie nachgeliefert wurde. Wir können meistens nicht unterscheiden, ob sie von uns unbewusst zurechtgezimmert wurde oder der Wahrheit entspricht.

Motive teilt man in extrinsische und intrinsische ein. Als *extrinsisch* werden äußere Anreize bezeichnet, die eine Handlung auslösen. Wir fürchten uns vor Konsequenzen, erhoffen uns einen materiellen Gewinn oder Prestige. Was wir tun, ist eine Folge des sozialen Kontextes. Eine Handlung wird ohne innere Beteiligung ausgeführt. Im Gegensatz dazu lässt sich die *intrinsische* Motivation nicht auf äußere Ursachen zurückführen. Sie kommt von innen heraus. Dazu gehören Hunger, Durst, sexuelle Regungen und vielleicht auch das Bedürfnis, uns zu behaupten. Die meisten Handlungen werden jedoch durch das Zusammenkommen extrinsischer und intrinsischer Motive ausgelöst. Je mehr Motive in einer Handlung involviert sind, desto eher führen wir sie aus. Diese können übereinstimmen oder sich sogar widersprechen. Wir kaufen ein Elektroauto, weil wir damit unser Umweltbewusstsein beweisen, gleichzeitig erfüllen wir damit unseren Wunsch nach persönlicher Freiheit und wollen den Schwager beeindrucken.

5.2.2 Die Sehnsucht nach Grenzerfahrungen

Zurück zu Worsley: Interessant ist, welches der Ursprung seiner Motivation war. Sein Interesse an der Antarktis wurde durch die Aufzeichnungen Ernest Shackletons (1874–1922) geweckt. Als Jugendlicher las er die Aufzeichnungen dieses Antarktisforschers und war beeindruckt (Shackleton, 1910). Nicht nur bewunderte er die mutige Rettung der Männer auf Elephant Island, sondern auch die Führungsgabe und die Willensstärke Shackletons. Aus der Sicht Worsleys hat Shackleton Großartiges geleistet, auch wenn er in seinem eigentlichen Vorhaben kläglich scheiterte. Er hat zwar die Antarktis nicht durchquert, dafür gelang es ihm, seine Mannschaft straff zu führen, sodass sie in der dunklen Antarktis überwintern konnten, bevor sie mit ihren Holzbooten in einer halsbrecherischen Fahrt nach Elephant Island überschifften. Shackleton wagte anschließend in einem Rettungsboot eine abenteuerliche Überfahrt nach Südgeorgien, um Hilfe für seine gestrandeten Männer zu holen. Schon zu seiner Lebenszeit galt Shackleton als Held und wurde sowohl in Buenos Aires als auch in London triumphal empfangen. Henry Worsley war fasziniert von den Berichten Shackletons. Er stellte sich die unendlichen Eiswüsten der Antarktis vor, die die Männer von Shackleton umgaben, ihren Kampf gegen Schnee und Eis, die furchtbaren Entbehrungen, die sie erlitten, und die Genialität, mit der Shackleton die Männer führte. Henry Worsley leitete von den Fantasien, die Shackletons Bericht bei ihm ausgelöst hatte, einen persönlichen Auftrag ab: Er war derjenige, der das Projekt Shackletons zu Ende führen konnte!

Worsley ist ein Beispiel für unsere wichtigste Motivationsquelle: *die Imagination*. Damit ist die Fähigkeit gemeint, innere Bilder zu entwickeln, die uns beleben und uns Orientierung geben. Verena Kast (1988) bezeichnet dies als den „inneren Raum der Freiheit“. Wir entwickeln Szenen, in die wir uns anschließend versetzen können. Vielfach handelt es sich um Bilderfolgen, die keinen Zusammenhang mit unserem Leben haben. Sie entstehen, weil wir uns in fremde Welten versetzen und wunderbare Reisen antreten können. Wir kreieren spontan, unter Anleitung oder halbbewusst, in unserem Kopf Szenen, die nur uns zugänglich sind. In seiner Wissenschaftslehre beschreibt Johann Gottlieb Fichte 1794 die Imagination als die „Möglichkeit unseres Bewusstseins, unseres Lebens, unseres Seins für uns“ (zit. n. Schulte-Sasse, 2001, S. 128).

Die Imagination wird als eine Kraft beschrieben, dank der Kinder schon im frühen Alter herausfordernde Situationen meistern. Sie imaginieren sich in die Zukunft und stellen sich mögliche Reaktionsweisen vor (Morgan, 1931, S. 215ff). Singer betont die Bedeutung der Imagination in Therapien, um an unbewusstes Material heranzukommen. Dank der Imagination sei auch der direkte Kontakt zum Patienten und seiner Körperlichkeit möglich (Singer & Pope, 1978). Oft sind die Imaginationsinhalte mit Energie besetzt. Sie beeinflussen unsere Entscheide und werden zum Ziel unserer Handlungen. Sie haben *Aufforderungscharakter*. Die Realität soll sich unserer Fantasie anpassen. Wir verlassen damit den Anpassungsmodus und streben vielfach Ziele außerhalb unserer Gewohnheiten und sozialen Rollen an.

Bei Worsley lösten die Erzählungen Shackletons Fantasien aus. Er versetzte sich in seine Lage und übernahm sein Vorhaben. Die Bilder, die bei Worsley bei der Lektüre der Berichte Shackletons aufstiegen, überwältigten ihn und wurden zum Ausgangspunkt eines persönlichen Projekts. Er verließ seine Komfortzone und suchte die unwirtliche Antarktis auf. Sie wurde so für Worsley zu einer Projektionsfläche für eine persönliche Herausforderung. Er gab sich selbst den Auftrag, das Projekt Shackletons zu Ende zu führen. Eine Fantasie hatte ihn im Griff.

Die Macht der Imagination zeigt sich nicht nur bei Frauen und Männern, die Abenteuerreisen wagen, sondern in allen Lebensbereichen, auch wenn sie meistens weniger dramatisch ausfallen. Das Beispiel Worsleys soll als Metapher herhalten, um die Auswirkungen potenter Fantasien zu zeigen. Der Mensch bewegt sich aufgrund innerer Vorstellungen.

Aus diesem Grund ist der Einbezug intrapsychischer Prozesse in der Therapie wichtig. Kindern und Jugendlichen kann in ihrer Problematik geholfen werden, wenn wir uns darum kümmern, was in ihrem Inneren vorgeht. Nicht umsonst gilt die Imagination als eine wichtige Ressource in Therapien. Sie wird als der „Grundstoff für Selbstwirksamkeitserwartungen“ bezeichnet (Reddemann & Stasing, 2013, S. 13). Sie kann Ausgangspunkt einer Einstellungsänderung und eines Heilungsprozesses sein (Reddemann, 2013). Wenn Patienten imaginieren, dann besteht Hoffnung auf eine Heilung. Sich vorstellen zu können, dass etwas *anders* sein könnte, ist der erste Schritt zur Besserung der eigenen Lebenssituation.

Imaginationen werden unterschiedlich eingesetzt. In der aktiven Imagination wird der Patient aufgefordert, *spontan* zu einem Thema zu imaginieren. Ausgangspunkt ist ein Thema oder eine Körperempfindung des Patienten. Leuner (Leuner & Wilke, 2005) geht anders vor. Er schlägt Metaphern und Ausgangsszenen vor, die dem Patienten helfen zu imaginieren. In einem persönlichen Fachgespräch hat er mir vor Jahren mitgeteilt, dass die Wahl des passenden Ausgangsbilds entscheidend ist für das katathyme Bilderleben.

5.2.3 Imaginationsreisen sind anarchistisch

Fantasien können unanständig, bizarr, fremdartig, langweilig oder verrückt sein. Alles ist möglich, auch das Gegenteil. Sie drängen sich uns auf, ohne dass wir es erwarten. Imaginationen sind nicht an die Normen und Codes gebunden, die Gesellschaften auszeichnen. Von unserer Einstellung hängt jedoch ab, ob wir ihrer gewahr werden und wie wir mit ihnen umgehen. Wir können sie ignorieren, bekämpfen, studieren oder als Ressource nutzen. Viele Imaginationen enthalten neue Ideen, die unser Leben bereichern. Sie helfen uns, andere Prioritäten zu setzen und Perspektiven zu ändern. Es kann sich um radikale Richtungsänderungen handeln oder kleine Handlungen, die dem Leben eine andere Qualität geben. Eine Szene, die von einer Imagination lebte, beobachtete ich vor kurzer Zeit in einem kargen Vorortscafé:

Zwei Champagnergläser standen auf dem Tisch. Das ältere Paar nickte sich zu, während sie ihre Gläser erhoben und sich zuprosteten. Ihre Blicke drückten eine erhabene Zufriedenheit aus. Die Welt ums sie herum schien dem Paar egal zu sein, dieser Moment war für sie kostbar. Hatten sie etwas zu feiern? Es ging nur um sie als Paar. Das Café lag zwischen zwei riesigen, seelenlosen Wohntürmen gleich neben einem Parkplatz und einer Garage. Eine tristere Umgebung konnte man sich kaum vorstellen. Das Paar strahlte jedoch ein Glücksgefühl aus. Sie erlebten zu zweit einen Höhepunkt, der ihren Alltag aufhellte und zu einem besonderen Moment machte. Die Zufriedenheit des Paares stand im argen Kontrast zur Eintönigkeit und Traurigkeit ihrer Umgebung. Das Innehalten, das Trinken des Champagners lebte nur von einer Fantasie, die das Paar teilte. Sie imaginierten sich in eine andere Welt, vielleicht fühlten sie sich wie Angehörige der High Society, inszenierten die Großartigkeit des Lebens. Das Paar hatte es verstanden, eine Fantasie gemeinsam diskret auszuleben. Ihre Imagination bereicherte ihre Leben.

Damit wir eine Fantasie ausführen oder berücksichtigen, müssen in der Regel mehrere Motive angesprochen werden. Ein inneres Bild genügt nicht, um das Zepter zu übernehmen. Worsley war besessen von der Vorstellung, die Antarktis zu durchqueren, doch sein Vorhaben konnte er nur dank weiterer Motive ausführen. In seiner letzten Mitteilung an seine Ehefrau malte sich Worsley aus, wie er Vortragsreisen antreten würde. Vielleicht stellte er sich vor, wie er stolz die Fulham High Street in London hinabspaziert und als Berühmtheit gilt. Solche Motive spielen auch eine Rolle, doch sie sind allein nicht stark genug, um Höllentouren anzutreten.

5.3 Die Beseelung unseres Daseins

Wie wir mit Imaginationen umgehen, ist jedoch unterschiedlich und hängt von der Persönlichkeit, den Umständen, der sozialen Situation und der persönlichen Akzeptanz ab. Imaginationen werden mithilfe unserer inneren Bilder gedeutet, reframed und priorisiert. Was wir erleben, bekommt eine andere Färbung. Ein Skitag auf den Flumserbergen ist nicht nur ein Körpertraining, sondern wird als Eintauchen in eine majestätische Bergwelt erlebt. Die alpinen Geröllhalden bekommen dank unserer Imaginationsfähigkeit Symbolkraft. Wir fühlen uns eins mit der Welt, erhaben und ergriffen, wenn wir von der Bergstation die wunderbaren, schneebedeckten Gipfel bestaunen. Dank der Imagination werden die toten Gipfel beseelt.

Oft merken wir gar nicht, dass uns eine Imagination beeinflusst. Sie wirkt aus dem Hintergrund auf unsere Wahrnehmungen und Beurteilungen. Angenommen, wir wollen ein Wochenende im Tessin verbringen. Wir studieren ein Hotel an der Promenade von Ascona und betrachten die Bilder der Hotelzimmer und der Rezeption. Auf Fotos des Hotels sehen wir Paare, die glücklich vor dem See promenieren. Wir sind vielleicht überzeugt, dass wir aufgrund von Fakten ein nüchternes Urteil über Hotel und Strandpromenade fällen. Es ist jedoch möglich, dass unser Eindruck durch innere andrängende Bilder manipuliert wird; Vorstellungen, die nichts mit der Realität zu tun haben. Das Hotel erinnert uns an eine romantische Szene eines Films oder die Strandpromenade an ein Erlebnis eines Freundes, der in Barcelona auf der Straße ausgeraubt wurde. Sowohl der Film wie auch die Geschichte des Freundes beeinflussen unser Urteil. Vielleicht konkurrieren angenehme Erinnerungen an den Film mit den Schilderungen des Freundes. Die Bilder des Hotels in Ascona haben eine Psychospektion ausgelöst. Subjektiv sind wir überzeugt, eine rationale Beurteilung vorzunehmen, effektiv wurden wir mit unseren inneren Vorstellungen konfrontiert. Die Schlussfolgerungen sind dann nicht das Resultat einer nüchternen Analyse, vielmehr haben uns spontan andrängende Bilder und Szenen beeinflusst.

5.4 Exzentrische Interessen und Hobbys

Innere Bilder beeinflussen auch unsere Freizeitinteressen und Hobbys. Aus diesem Grund sind sie für Außenpersonen oft nicht nachvollziehbar. Wir investieren Zeit, Energie und Geld in ein Thema, das bei unseren Mitmenschen Kopfschütteln auslöst. Eine Frau sammelte ihr Leben lang Figuren von Elefanten: große, kleine, künstlerische, realistische. Schlussendlich waren ihr Keller und der Dachboden voller kleiner Elefantenfiguren, fein verpackt in Schachteln. Das Problem: Niemand konnte sie gebrauchen. Als sie die Figuren verschenken wollte, war das Interesse an ihnen gleich null! Die Sammlung lebte von ihrer Elefantenfantasie. Ein anderer Mann studierte jeden Abend die Geschichte und die Fauna abgelegener Inseln. Er konnte nicht genug von den Inseln Marion, Bounty, Clipperton oder anderen lernen. Er las stundenlang Internetberichte und betrachtete Fotos von Forschern, die diese Inseln besucht hatten. Seine Tragik: Sein Wissen konnte er mit niemandem teilen, denn niemand beschäftigt sich so detailliert mit den Wanderbewegungen der Seehunde auf den Kerguelen-Inseln oder ist an der Geologie von Deception Island interessiert. Elefantenfiguren zu sammeln oder sich für abgelegene Inseln zu interessieren, ist mit wenig Prestige versehen und kaum förderlich für die Karriere, wie es auch bei anderen ausgefallenen Hobbys wie Sumpffußball, Brennnesseln essen, Spuckwettbewerben, Extrembügeln, Brechbeutelsammeln der Fall ist. Menschen wählen Themen außerhalb des Interessensspektrums ihrer Umgebung, weil sie durch eine Fantasie dazu angeregt werden. Ihr Interesse beruht auf einem inneren Bild und bildet wichtige Ressourcen im Mythodrama. Sie weisen auf einen Themenbereich hin, der Imaginationen auslöst und über den weiterfantasiert werden kann.

5.5 Innere Vorstellungen beeinflussen Entscheidungen

Wenn wir zwischen mehreren Handlungsoptionen wählen müssen, dann produzieren wir Vorstellungen, welches die Konsequenzen einer Wahl sein könnten. Wir malen uns also aus, was passieren könnte, wenn man die eine oder andere Variante wählt. Wie sieht mein Leben aus, wenn ich nach St. Gallen umziehe, eine Hochbauzeichnerlehre antrete oder die Stelle als Schulleiterin kündige? Da wir nicht wissen, wie die Zukunft aussieht, mobilisieren wir unsere Vorstellungskraft. In unserem Kopf konkurrieren verschiedene Entwicklungsverläufe. Welche Vorstellung sich durchsetzt, hängt von zufälligen Eingebungen ab. Ein Beispiel:

Zwischen zwei Stellen musste er sich entscheiden. Die eine lag an seinem Wohnort, gut bezahlt, bequem zu erreichen, doch mäßig interessant. Die andere Stelle war schlechter bezahlt, jedoch unkonventioneller. Welche sollte er wählen? Als er am Bahnhof seines Wohnorts stand, durchquerte eine Zugskomposition, die aus alten Wagen bestand, das Trassee. Der Zug fuhr zur Stadt der schlechter bezahlten Stelle. Er betrachtete die Wagen und sah vor seinem inneren Auge Zeitungen, die an Bügeln an den Sitzplätzen angeboten wurden. Ein paar Tage später war ihm klar, welche Stelle er wählen würde: die schlechter bezahlte, jedoch unkonventionellere. Die Imagination, die er auf dem Bahnhof hatte, hatte ihm geholfen, sich zu entscheiden.

Die Inhalte unserer Imaginationen sind für uns oft nicht verständlich. Wieso fantasiere ich von einem Wassertunnel, der unter der Limmat hindurchführt? Wieso muss ich während einer Busfahrt eine Musikprüfung absolvieren? Wieso fantasiere ich, wie ich die Häuser im Stadtzentrum sprenge? Hinter dem Rätselhaften eines Imaginationsinhalts verbirgt sich ein Sinn, den es zu erschließen gilt. Das Unbewusste hat uns eine Denkaufgabe gestellt. Das hat damit zu tun, dass unsere Denkprozesse vielfältiger sind, als wir wahrnehmen. Was wir imaginieren, entstammt einer innerseelischen Unterwelt, für die uns die Sprache und Begrifflichkeit fehlt. Unser Auffassungsvermögen ist beschränkt, da wir gewohnt sind, unser Dasein mit dem lexikalisch-begrifflichen Denkinstrumentarium zu erfassen. Dies muss so sein, denn um zu überleben, müssen wir uns anpassen. Die Kultur bestimmt, wie intelligente Leistungen aussehen und welche Kompetenzen wichtig sind. Wir gelten als intelligent, wenn wir diese Vorgaben erfüllen. In mitteleuropäischen Kulturen sind dies Sprachvermögen – je akademischer man sich ausdrücken kann, desto gescheiter ist man –, Flexibilität im Umgang mit den Standards und Codes der verschiedenen Untergruppen, Empathie und vielleicht Darstellungsbegabung. Wir gelten als intelligent, wenn wir mit dem aktuellen Wissen jonglieren, den Mainstream wiedergeben können und im Sozialverhalten flexibel sind. Kulturvergleiche zeigen, dass wir Menschen über mehr Fähigkeiten verfügen, als von unserer Kultur gefördert werden: Unser Geruchssinn könnte differenzierter sein, unsere Memorierfähigkeit größer, unsere Intuition ausgeprägter und das Körperempfinden ganzheitlicher und nicht auf das Sexuelle reduziert. Bei der Intelligenz handelt es sich also um eine *Anpassungsleistung*. Wir denken gemäß den Vorgaben unserer jeweiligen Kultur. Nehmen wir Kulturen als Referenzgrößen, dann sind wir je nach Kompatibilität dumm und gescheit zugleich. Beim Großteil unserer bewussten Denkprozesse handelt es sich um Anpassungsleistungen an die eigene Kultur. Wir bewegen uns in dem von unserer Kultur abgesteckten sprachlich-geistigen Kontext.

Diese Beschränkung ist notwendig, weil zu viel Erkenntnis und Wissen uns *handlungsunfähig* machen würde. Ein Blick jenseits unseres Denkhorizonts droht uns zu verunsichern. Imaginationen, wie Träume und gewisse Körperempfindungen, künden von Wirklichkeiten jenseits unseres Denkfeldes. Was wir begreifen, bestätigt unsere gewohnten Denkpositionen. Imaginationen sind darum auch die Chance, unser Wesen auf einer tieferen Ebene zu erfassen. Wir erhalten Informationen über psychische Prozesse, die jenseits unseres Bewusstseins sind. Sie sind transzendent, das heißt jenseits unseres sprachlich-geistigen Weltbildes. Imaginationen regen uns deshalb an, weiterzudenken und bekannte Positionen zu hinterfragen. Sie sind der Ausgangspunkt unserer Kreativität.

Die Schiffsreise

Die Türe knarrt, als Sean sie aufstößt. „Ist das der Ort, an dem ich die nächsten Tage verbringen werde?", denkt er. Er ist unsicher. Er hat sich sehr auf diesen Ferienaufenthalt an der irischen Küste gefreut. Das kleine Haus, das er gemietet hat, steht auf einer Felskante oberhalb eines Dorfes mit einem Hafen. Vom Haus aus sieht man auf das Meer, jedoch auch auf die Piers des Hafens. Ein paar Boote sind verankert und schaukeln im Wasser. Sean blickt auf das blaugrüne Meer. „Wunderbar, ich werde diese Tage genießen!", denkt er. „Endlich kann ich machen, was ich will! Aber schon komisch, dass niemand mich begrüßt hat." Sean tritt ins Wohnzimmer und schaut sich um. Alles ist muffig. Eigentlich müsste man den Raum entstauben und einige Möbel ersetzen. In der Mitte des Raumes steht ein Tisch mit zwei Stühlen. Auf der Tischplatte ist ein Spruch eingeritzt: „Du wagst tatsächlich ..." Den Rest kann Sean nicht lesen. Er dreht sich um. Sein Blick fällt auf die Wand hinter ihm. „Nein! Das gibt es doch nicht!", ruft er aus. „So ein Zufall!" An der Wand hängt dasselbe Bild, das er auch zu Hause hat ...

Ein wenig später sitzt Sean am Tisch und isst. Er hat Hunger. Sein Frühstück besteht aus Eiern, Speck, Tomaten, Würstchen, Haddock, Black Pudding und Bohnen. Ein richtiges irisches Frühstück! Plötzlich hört er ein Klopfen. Ist jemand an der Tür? „Komisch, es weiß doch niemand, dass ich da bin", denkt Sean. Als es ein weiteres Mal klopft, öffnet Sean die Tür. Vor der Haustür steht ein großer, rothaariger Mann. Er trägt eine Uniform. Er blickt Sean streng an und fragt ihn nach seinem Namen. „Ich habe einen Brief für Sie", sagt er schließlich und übergibt Sean einen Briefumschlag. Sean will sich bedanken, doch der Mann dreht sich um und geht weg. „Wieso hat er es wohl so eilig?", wundert sich Sean. Ihm ist aufgefallen, dass der Mann eine rote Rose auf seinem Unterarm tätowiert gehabt hat. Nun steht Sean im Wohnzimmer und hält den Umschlag in der Hand. „Soll ich ihn öffnen?", überlegt er sich und zögert.

Schließlich öffnet er den Umschlag mit seinem kleinen Finger, wie er das immer macht, obwohl seine Mutter ihn dafür schon immer kritisiert hat. Er klaubt den Brief aus dem Umschlag, entfaltet ihn und beginnt zu lesen. „Das gibt es doch nicht!“, denkt er. Er kratzt sich an der Stirn und kann nicht glauben, was in diesem Brief steht.

Im Brief steht, dass er zu einer speziellen Reise eingeladen wird. Diese führe an einen speziellen Ort. Er, Sean, sei speziell ausgewählt worden, mitzukommen. Auf der Reise ist für Essen, Kleidung und alles Weitere gesorgt. Man darf nur drei persönliche Gegenstände mitnehmen, die in einer kleinen Tasche Platz haben. Sean kratzt sich am Kopf. Er ist doch nicht so verrückt, dass er eine solche Reise antritt. Nach dem Frühstück denkt er jedoch, dass er die Reise vielleicht doch wagen sollte. Zu Hause hat man ihm ja immer seine Mutlosigkeit vorgeworfen. Dies wäre eine Gelegenheit, das Gegenteil zu beweisen. Er nimmt den Brief nochmals zur Hand und überlegt sich, welche Gegenstände er mitnehmen könnte ...

Am nächsten Tag um 11 Uhr soll Sean am Pier 25 beim Hafen sein. Er hat seine kleine Tasche gepackt und geht den schmalen Weg zum Dorf hinunter. Unterwegs trifft er auf eine alte Frau. Sie sitzt auf einer Bank und blickt ihn skeptisch an. „Was will der denn?“, scheint sie zu denken. Sean möchte diskret an ihr vorbeischleichen. Als er an ihr vorbeigeht, murmelt sie: „So, so, Nummer 25, noch so eine Person.“ Sean fällt auf, dass auch sie eine Rose auf ihrem Arm tätowiert hat. Sean sucht Pier 25. Komisch, es gibt hier nur drei Piers. Er sieht andere Leute herumirren, die ebenfalls das Pier 25 suchen. Es handelt sich um alte und um junge Menschen, große, kleine, Kinder und Männer und Frauen. Sie alle haben eine kleine Tasche bei sich. Sean schaut sich um und entdeckt am Ende von Pier 2 eine lange Schlange wartender Menschen. Sean geht dorthin und reiht sich ein. Die Menschenschlange führt zu einem Steg, der zu einem alten Dampfschiff führt. Ob dieses Schiff noch fährt? Sean zweifelt an der Fahrtüchtigkeit des Schiffs. Vor dem Steg steht ein Mann. Er lässt die Leute einzeln auf das Schiff. „Ist das nicht..?“, denkt Sean, als er den Mann sieht. Schließlich ist Sean an der Reihe. Der Mann blickt ihn an und sagt: „Diese Schiffsreise kannst du nur antreten, wenn du dich wandelst! Sobald du den Steg überschritten hast, wirst du nicht mehr dieselbe Person sein wie sonst. Du kannst selbst wählen, wer du sein willst. Alles ist möglich. Du kannst Kapitän, ein Matrose, ein blinder Passagier, eine Köchin, ein Schiffsjunge, eine reiche Dame, ein Räuber, ein Pirat, ein Musiker, ein Koch, ein Dieb, eine Tänzerin, ein Zauberer sein. Alles ist möglich. Du hast drei Sekunden Zeit, dir zu überlegen, wer du sein wirst.“

Nun steht Sean auf dem Deck des Schiffs. Kisten werden auf das Deck gehievt. Offensichtlich ist noch nicht alles bereit. Schließlich laden die Hafenarbeiter eine große Kiste auf das Deck. Sie wird als Decklast verwendet. Auf der Kiste steht „Fragile“ und „Handle with care“. Was ist drin? Sean nähert sich der Kiste und hält sich sofort seine Nase zu. Ein ganz übler Geruch geht von der Kiste aus. Auf dem Deck stehen verschiedene Passagiere herum. Sean ist erstaunt, wie sie aussehen: Ein Mann ist in einen Sack gekleidet, eine Frau trägt einen großen Hut und tanzt herum, ein anderer Mann trägt ein Soldatenkostüm, und eine weitere Frau sieht aus wie eine Flamenco-Tänzerin. Sean überlegt sich, was diese Menschen alle wollen. Nach einiger Zeit wird der Schiffsmotor gestartet, und das Schiff tuckert langsam aus dem Hafen. Sean steht an der Reling und schaut aufs Wasser. Die Küste entfernt sich, das Meer wird rauer. „Wohin geht die Reise wohl?“, überlegt sich Sean. Er hat ein bisschen Angst. Hat er richtig entschieden, als er die Einladung angenommen hat? Sean steigt schließlich die Leiter zu den Kajüten und der Kombüse hinunter. Unten angelangt, wirft er einen Blick in einen großen Spiegel. Er erschrickt. Ist er das? Sean berührt die Nase, das Spiegelbild macht dasselbe! Das mit dem Rollenwechsel war doch nur ein Spiel – oder etwa nicht? Sean blickt sich im Spiegel an und ist erstaunt ...

Das Schiff ist nun schon seit fünf Tagen unterwegs. Das Wetter verschlechtert sich. Man sieht schwarze Wolken am Horizont. Plötzlich ertönt ein dumpfer Knall. Sean blickt ins Wasser. Er sieht etwas Dunkles im Wasser davonschwimmen. Was könnte das sein? Das Schiff beginnt zu wanken. Die See wird immer stürmischer. Große Wellen klatschen an den Bug. Das Schiff klatscht über die Wellen, Wasser überall. Das Schiff zittert. Sean hört jemanden rufen. Plötzlich ertönt ein weiterer Knall, es blitzt. Sean spürt eine Hand auf seiner Schulter, hört einen Schrei und dreht sich um ...

Geschichte für Jugendliche und Erwachsene. Man fordert sie auf, sich das Ende der Geschichte vorzustellen, die drei Gegenstände und die Rolle aufzuschreiben, die sie gewählt haben. Das Ende der Geschichte, die Gegenstände und die Rollenwahl weisen auf die Stimmung, die Zukunftsvorstellungen, mögliche Konflikte und Bewältigungsstrategien hin.

Weitere Geschichten unter www.mythodrama.com

5.6 Bilder fördern Imaginationen

Die Imagination kreiert oft Bilder mit hoher Suggestivwirkung. Sie dominiert dann unsere Gefühlslage. Die Wirkung ist am stärksten, wenn kollektiv vertraute Symbole eingesetzt werden. Sie überzeugen, weil sie mit Emotionen besetzt sind. Ein Szenarium wird präsentiert, das unserem Sein eine Dimension jenseits unserer geistig-sprachlichen Existenz verspricht. Solche Imaginationen führen dazu, dass wir Routinen ändern, Regeln durchbrechen oder Konventionen missachten. Wir werden durch eine histrionisch aufgeladene Welle erfasst. Beispiele sind die kollektiven Aufrufe zu Maßnahmen gegen die Klimaerwärmung. Warnungen werden mit Bildern der untergehenden Pazifikinsel Nauru, Wüstenbildungen (Desertifikation) in der Sahelzone und der schmelzenden Polarkappen untermauert – potente Bilder, die die Auswirkungen der Klimaerwärmung vorstellbar machen.

5.7 Sind Enttäuschungen vorprogrammiert?

Imaginationen führen oft zu *Enttäuschungen,* weil sie in einem realitätsfernen Raum entwickelt werden. Man stellt sich etwas vor, das dann nicht eintrifft. Dies geschieht auch bei kleinen Unternehmungen. Zwei Jugendliche brachen von zu Hause aus, ausgerüstet mit Schlafsäcken, einem Zelt und Wasserflaschen. Sie wollten Wildnis pur erleben. Sie stellten sich vor, wie sie die Bäume rauschen hören, einen Fuchs sehen, sich in ihre Schlafsäcke kuscheln und die Natur spüren würden. Sie suchten einen Wald in der Nähe ihres Wohnorts auf. Noch am selben Abend kehrten sie panikartig nach Hause zurück. Das wunderbare Sommerwetter war durch Regen abgelöst worden. Mit dreckigen Waldböden und strömendem Regen hatten sie nicht gerechnet.

Imagination kann des Weiteren zu *unüberlegten Entscheidungen* führen. Man erliegt der Faszination der Vorstellung und führt keine Realitätskontrolle durch. Eine erfahrene Dozentin kündigte ihre Stelle als Psychologin, räumte ihre Wohnung in der Stadt, um eine Bar auf einer griechischen Insel zu übernehmen. Sie verzichtete auf regelmäßige Einkünfte und Sozialleistungen, um ihren Inseltraum zu verwirklichen. Dieser zerplatzte ziemlich rasch, als sie merken musste, dass auf der Insel auch nur Menschen wohnten und die Arbeit schnell Alltag wurde. Ein Jugendlicher entschloss sich, Rolltreppen nur in verkehrter Richtung zu begehen. Er sah sich als urbaner Rebell, der seine Mitmenschen durch sein Verhalten aufrüttelt. Sein Stadtguerilla-Dasein dauerte nicht lange. Wegen anderer Rolltreppenfahrer gelang es ihm nie, das Ende der Treppe zu erreichen. Sowohl die Psychologin wie auch der Jugendliche ließen sich von einer unrealistischen Vorstellung leiten. Diese war so stark, dass sie trotzdem versuchten, ihr Leben danach auszurichten. Die Realität hatten sie ausgeblendet.

5.8 Imaginationen bereichern Beziehungen

Beziehungen leben von Imaginationen. Was wir in ihnen erleben, treibt uns um, besorgt, freut oder ärgert uns. Wir versuchen zu verstehen, was abläuft, wenn wir uns von jemandem entfremden, mit einem Kollegen streiten, mit den Eltern Krach haben oder an der Arbeitsstelle gemobbt werden. Da jeder Mensch anders tickt und wir nicht programmierbare Wesen sind, werden wir immer wieder mit Rätseln konfrontiert. Wenn wir das Verhalten einer Person, die uns nahesteht, nicht verstehen, dann beginnen wir zu fantasieren. Wir suchen in der Geschichte der Person nach Ursachen. Oft identifizieren wir eine missliche Situation oder ein einschneidendes Ereignis in der Vergangenheit. Den Geiz eines Kollegen führen wir auf seine Armut in der Kindheit zurück oder die Egozentrik einer Freundin auf die Verwöhnung durch ihre Eltern. Bei diesen Ursachenumschreibungen handelt es sich selten um Tatsachenberichte, sondern um unsere Imagination, um eine Erklärung für ein problematisches Verhalten zu erhalten (Schacter, 2001). Solche Geschichten helfen uns im Umgang mit unseren Mitmenschen und uns selbst. Sie geben uns die Kraft, problematisches Verhalten zu akzeptieren oder zu relativieren.

5.9 Imaginationen – Realität oder Wunschdenken?

5.9.1 Die Gefahr starrer Zuschreibungen und Realitätsverlust

Die durch die Imagination kreierten Geschichten können sich auch *problematisch* auswirken. Dies zeigt sich oft in Familien. Familienmitglieder haben sich nicht selbst gewählt, es treffen unterschiedliche Persönlichkeiten aufeinander. Dies führt natürlich zu Spannungen. Man wird in der Familie mit den Sonnen- wie auch den Schattenseiten der Persönlichkeit konfrontiert. Die gegenseitigen Vorwürfe können heftig sein. Man ärgert sich über den blanken Egoismus des Vaters oder ist irritiert über das infantile Verhalten einer Schwester. Beziehungen innerhalb einer Familie sind Schwerstarbeit, weil man sich nicht ausweichen kann.

Konflikte führen meistens nicht zu einem Kontaktabbruch, vielmehr muss man einander weiter aushalten. Man muss eine Strategie entwickeln, wie man trotzdem miteinander leben kann. Oft wird eine Geschichte über die betreffende Person entwickelt, um ihr Verhalten verstehbar und akzeptabel zu machen. Der Vater kann sich nicht über seine Gefühle äußern, weil er in seiner Arbeit enorm gefordert wird, oder die Mutter trinkt zu viel, weil sie sich als Ausländerin in der Schweiz nicht wohlfühlt. Solche Geschichten helfen den Familienmitgliedern, sich gegenseitig zu ertragen. Wie bei allen Geschichten ist ein Teil wahr und anderes wurde hinzufabuliert. Das irritierende Verhalten wird mithilfe einer Geschichte reframed, die die Ursachen des Konfliktes einfängt und erklärt. Problematisch werden solche Geschichten, wenn daraus starre Zuschreibungen resultieren.

Imaginationen beeinflussen aber auch ganz alltägliche Begegnungen. Sowohl im Berufs- als auch im Privatleben kann es passieren, dass wir eine Person mit einer unbewussten Fantasie assoziieren. Es geht nicht um Vorurteile, die von Gesellschaften generiert werden und die wir bewusst korrigieren können, sondern um *Komplexreaktionen*. Die betreffende Person löst eine Geschichte in uns aus. Wir imaginieren über sie. Dies passiert uns vor allem bei verdrängten oder amoralischen Themen. „Als ich sie im Bus sah, wusste ich, dass ich sie kennenlernen musste“, erzählt mir ein Architekt im Rahmen eines Projektes zu Anima-Erlebnissen.[29] In seiner Vorstellung erlebt er wilde Nächte mit ihr. Seine Fantasien brechen in ihm durch. Er lernt sie kennen und es bahnt sich eine Affäre an. Er schwebt im siebten Himmel, ist voller Erwartungen. Als sie sich auszieht, entdeckt er jedoch ein Muttermal auf ihrem Rücken, aus dem ein Haar herausragt. Von einer Sekunde auf die andere ist der Zauber weg. Die Frau interessiert ihn nicht mehr. Er hatte über sie imaginiert. Sie war Auslöser einer unbewussten Vorstellung, ein Imaginationsobjekt. Solche Besetzungen geschehen bei Menschen, die uns faszinieren oder irritieren, ohne dass wir sie kennen. Da wir keinen tieferen persönlichen Kontakt zu ihnen haben, werden sie zu Projektionsträgern.[30]

29 Die Anima bezeichnet in der analytischen Psychologie den weiblichen Seelenanteil im Menschen.

30 Problematisch wird es, wenn Projektionen als Tatsachen wahrgenommen werden. Die betreffende Person wird auf einen Träger einer Fantasie reduziert. Der imaginierte Inhalt wird als reale Charaktereigenschaft wahrgenommen, so wie die Inquisitoren ihre sexuellen Fantasien als Beweis ansahen, dass es sich bei einer Frau um eine Hexe handelte. Sie vergewaltigten sie vor ihrer Hinrichtung und sahen darin einen weiteren Beweis ihrer Hexenhaftigkeit. Nur Hexen konnten edle Männer zu solchen Taten verführen!

5.9.2 Unsere Vergangenheit: Fantasie oder Tatsachenbericht?

Wenn wir über die Vergangenheit nachdenken, dann neigen wir dazu, Erinnerungen zu bereichern und Peinliches auszulassen. Bei den Szenen, die wir im Kopf nachstellen, handelt es sich dann oft um Entlehnungen von Personen, die uns nahe sind. Wir übernehmen Erlebnisse eines Bruders, einer Schwester oder eines guten Freundes und kreieren daraus ein persönliches Ereignis. Im Nachhinein können wir nicht mehr zwischen den Bildern, die in uns beim Anhören eines fremden Ereignisses aufsteigen, und eigenen Erlebnissen unterscheiden. Unsere Imagination alimentiert so unsere Vergangenheit mit fremden Geschichten oder imaginierten Szenen. Wir schwelgen in Taten, die wir gar nie ausgeführt haben, und berichten von dramatischen Vorkommnissen, die wir nicht erlebten.[31] Wenn unsere Vergangenheit unspektakulärer verlief, als wir es uns wünschen, dann ergänzen wir sie gerne mit zusätzlichen Spannungselementen. Wir sind überzeugt, bei den Zürcher Globuskrawallen[32] an vorderster Front gekämpft zu haben oder als Schüler außerordentlich begabt gewesen zu sein. Unsere Schilderungen stehen oft im Gegensatz zu Berichten von Zeitgenossen. „Ich war ein unmöglicher Schüler! Unsere Lehrer brachte ich zum Verzweifeln!“, erinnert sich ein guter Kollege von mir. Seine Schilderungen stehen im krassen Gegensatz zu meinen. Ich erlebte ihn damals als interessierten, aber sehr braven Streber. Er musste immer heim zu Mami und weigerte sich, an Events, nächtelangen Partys oder Demonstrationen teilzunehmen, ganz im Gegensatz zu mir ... Die Imagination spielt uns einen Streich, da sie schamlos aus dem kollektiven Erinnerungsgut zitiert, die Erfahrungen anderer Menschen klaut und Fehlendes erdichtet. Was wirklich geschehen ist, kann man im Nachhinein nicht eindeutig feststellen.

5.9.3 Imaginierte Persönlichkeitseigenschaften

Imaginationen spielen uns oft einen Streich, wenn wir unsere *Persönlichkeitseigenschaften* beschreiben (Haidt, 2006, S. 69ff.). Wir sind überzeugt, nicht aggressiv zu sein oder ein guter Teamplayer, obwohl Kollegen das Gegenteil erleben. „Meine Fähigkeit ist: Ich kann anderen Menschen sehr gut zuhören!“, teilte mir die Mutter eines Schülers mit, nachdem sie mich über eine Stunde zugetextet hatte und ich keine Chance hatte, auch nur ein Wort zu äußern. In ihrer Vorstellung war

---

31 Bei Menschen, die schwere Traumen erlebten oder einen Krieg durchstehen mussten, geschieht jedoch das Gegenteil. Sie blenden die schrecklichen Erlebnisse aus und verharmlosen ihre Vergangenheit.

32 Krawalle, die am 29. Juni 1968 in Zürich stattfanden und zum Symbol des Aufbruchs und der Rebellion der Jugend wurden.

sie jedoch eine ausgezeichnete Zuhörerin. Solche Selbsttäuschungen sind wichtig für die Stärkung unseres Selbstwertgefühls. Männer neigen dazu, ihre Taten und ihre Eigenständigkeit zu überschätzen, Frauen ihre Empathie und soziale Ader. Gerne nutzen wir unbeschwerte soziale Anlässe zur Selbstbeweihräucherung. Zufällige Kontakte sind eine Möglichkeit, Fantasien auszutauschen. An einer Buchvernissage schwärmen wir von den Ferien in der Toskana, dem Enkelkind oder einem Konzertbesuch. Wir stellen unser Leben spannender dar, als es ist, und erhöhen dadurch unseren Marktwert, steigern jedoch auch unser Interesse an uns selbst. Wir lassen uns von unseren Selbstbeschreibungen beeindrucken. Unser Alltag wird interessanter. Problematisch wird es, wenn wir überzeugt sind, nur von Fakten zu reden.

5.9.4 Die mediale Inszenierung unserer Einzigartigkeit

Unsere Tendenz zur Selbsttäuschung wird durch die modernen Medien verstärkt. Auf Instagram, Facebook, Twitter oder Tinder stellen wir uns so dar, wie wir es anstreben. Jugendliche, doch auch Erwachsene selektionieren Erlebnisse, posieren sich in einem originellen oder außergewöhnlichen Setting oder mimen ausgelassene Heiterkeit. Männer stellen gerne Bilder von bewältigten Marathons oder Mountainbike-Touren ins Netz. Sie strahlen einen nach einer Biketour verschwitzt an, Vitalität, Erfolg und Lebensgenuss signalisierend. Internetplattformen, die sich an einen virtuellen Freundeskreis richten, leben von der Imaginationskraft. Wie beim Small Talk oder losen Sozialkontakten spiegeln sie Fantasien wider, die im Widerspruch zur Wirklichkeit stehen. In größeren Gemeinschaften kann dies durchaus notwendig sein. Kommunikation ist nur möglich, wenn man sich maskiert (Goffman, 2003). Konflikte sollen vermieden werden, und für tiefere Auseinandersetzungen ist man nicht ausgerüstet. Um sich nicht selbst zu verunsichern, verzichtet man auf kritische Reflexionen. Bei oberflächlichen und wechselnden Sozialkontakten geht es um Inszenierungen und nicht Begegnungen. Man tauscht gegenseitig Vorstellungen aus.

5.9.5 In der Fremde ist das Leben spannender!

Ein weiterer Austragungsort von Imaginationen sind fremde oder halb vertraute Orte und Länder. Dies geschieht oft bei Jugendlichen, die in zwei Kulturen aufwachsen. Die Gefahr ist, dass eine Kultur romantisiert und die andere abgelehnt wird. „In Buenos Aires lebt es sich viel freier, dort sind die Menschen spontan, und im Gegensatz zu uns nüchternen Zürchern gehen sie auf einen zu und strahlen Wärme aus!“ Dies sind Schilderungen eines Schweizer Jugendlichen. Er behauptete, dass er es im Schweizer Mief nicht mehr aushielte, und pochte darauf, zu seinem Onkel nach Argentinien zu ziehen. Natürlich handelte es sich bei seinen Schilderungen um Projektionen, ausgelöst durch seine argentinische Mutter. Er selbst kannte die Stadt kaum und sprach nur wenige Brocken Spanisch.

Einseitige Vorstellungen über ein Land, zu dem die Familie einen Bezug hat, sind verbreitet. Das Land oder die Stadt wird ausgewählt, um Fantasien zu platzieren. Der alternative Heimatort oder ein wenig vertrauter Ort wird zum Imaginationsobjekt. Fantasien manifestieren sich, die sich sonst nicht zeigen. Andere Städte oder Länder sind darum oft Austragungsorte von Imaginationen. Wenn wir uns in solche Orte hineinfantasieren, dann bieten wir einen Einblick in unsere Psyche.

5.10 Führt Effizienz zu Imaginationsabwehr?

Zu fantasieren widerspricht dem Leistungsprofil des effizienten, erfolgreichen Menschen. Ein getakteter Alltag, berufliche Herausforderungen, die Political Correctness und das Streben nach Erfolg erschweren den Zugang zu unbewussten Fantasien. Wenn der Alltag uns voll im Griff hat, dann haben Imaginationen keinen Platz. Unsere Wahrnehmung und unser Denken passen sich an die Codes und Normen unserer Umgebung an. Wir werden auch innerlich zu Repräsentanten unserer soziokulturellen Umgebung. Unsere Einfälle und Schlussfolgerungen erfolgen in der Handschrift unserer Gesellschaft. Außergewöhnliche, bizarre und unangebrachte Fantasien werden von uns nicht zugelassen oder verdrängt. Sie fallen der Zensur zum Opfer.

Wir meinen, wir seien Herr oder Frau über uns selbst. Auf den letzten Seiten versuchte ich jedoch aufzuzeigen, dass der Einfluss der unbewussten Prozesse auf uns groß ist. Sie üben ihre Macht über Verzerrungen der Vergangenheit, Begründungen bei Entscheidungen, Beziehungsfantasien oder oberflächliche soziale Kontakte und Reisefantasien aus.

Die Fähigkeit, uns von inneren seelischen Prozessen zu distanzieren, macht uns erfolgreich. Wenn wir unser Innenleben ignorieren, dann fällt es uns leichter, gesellschaftliche und berufliche Erwartungen zu erfüllen. Wir werden nicht durch Fantasien abgelenkt, konzentrieren uns auf das Kompetenzprofil des jeweiligen Arbeitsfeldes und fügen uns den Codes unseres sozialen Umfelds. Dass wir aus psychologischer Sicht beschränkter werden und den Kontakt zu uns selbst zu verlieren drohen, bemerken wir meistens nicht. Solange alles gut läuft und man selbst zufrieden ist, ist dies kein Problem. Wir funktionieren und können uns einigermaßen einfügen. Über sich selbst nachzudenken, empfindet man als unnötig und vielleicht sogar als ein Zeichen der Schwäche.

Wenn wir im Rahmen eines Kreativitätsseminars oder während einer Therapiesitzung trotzdem dazu genötigt werden, dann recyceln wir die Denkinhalte unserer Umgebung. Bei Angstgefühlen bedient man sich der Szenarien des Klimawandels, eigene Aggressionen drückt man aus, indem man über politische Gegner schimpft. Die Auseinandersetzung mit sich selbst findet nicht statt. Mithilfe von inneren Bildern unsere aktuelle Befindlichkeit auszudrücken, fällt schwer, weil es die eigene Haltung nicht zulässt. Der direkte Zugang zu Imaginationen ist nicht möglich. Wenn der Alltag mit seinen Themen und Sorgen dominiert, dann gilt es gemäß dieser Haltung als abwegig, sich mit anderen, inneren Themen zu beschäftigen.

Das Problem ist jedoch: Wir können uns selbst nicht ausweichen. Was in uns vorgeht, beeinflusst uns, auch wenn wir uns bewusst von diesen autonomen Kräften distanzieren. Wir können uns noch so sehr einreden, dass wir rational gesteuert sind und uns nicht durch innere Befindlichkeiten ablenken lassen, die inneren Mächte üben dennoch einen großen Einfluss auf uns aus. Wir sind nicht Normvollstrecker oder Manager unser selbst, sondern werden auch von Kräften beeinflusst, die sich über die Imagination andeuten. Unsere Seele imaginiert, auch wenn wir ihre Produkte ablehnen.

5.11 Die Autonomie der Person – eine Illusion?

Auf den letzten Seiten versuchte ich den Einfluss zu beschreiben, den Imaginationen auf uns haben, auch wenn wir sie nicht bewusst wahrnehmen. Sie mischen sich aus dem Hintergrund ein, beeinflussen unsere Gedanken und Absichten. Um zu funktionieren, müssen wir jedoch von der Autonomie der eigenen Gedankengänge überzeugt sein. Was in unserem Kopf vorgeht, nehmen wir deswegen als selbstständigen Akt wahr. Wir überlegen uns etwas und handeln dann entsprechend. Subjektiv haben wir das Gefühl, dass unsere Handlungen das Resultat von vernünftigen Überlegungen sind. Die Beeinflussung durch Fantasien anerkennen wir nicht, da dies eine Beleidigung für unser Selbstverständnis wäre. Es fällt uns darum schwer zu akzeptieren, dass wir auch durch irrationale Mächte beeinflusst werden.

Die Fähigkeit zu imaginieren ist jedoch eine Kernkompetenz des Menschen. Wahrscheinlich imaginieren wir konstant. In unserem sozialen und beruflichen

Leben orientieren wir uns jedoch an der Vorstellung, dass wir als rationale Wesen funktionieren. Es ist darum für uns schwierig, den Einfluss der Imagination in unserem Alltag anzuerkennen. Imaginationen determinieren nicht unsere Handlungen und Entscheidungen, doch sie beeinflussen unsere Zielsetzungen, Gedanken und unseren Energiehaushalt. Sie präsentieren sich über Visionen, wie sie Worsley antrieben, beeinflussen Small Talk, gestalten unsere Präsenz im Internet, schreiben unsere persönliche Geschichte, manipulieren Entscheidungen und Konversationen, Spekulationen über die Vergangenheit, Zukunftsentwürfe. In diesen Grauzonen zwischen Bewusstsein und Unbewusstem äußern sich Dinge, für die wir oft keine adäquaten Worte finden oder die wir nicht verstehen.

Die Macht der Imagination manifestiert sich vor allem vor existenziellen Entscheidungen, dem Kauf eines Hauses, bei der Berufs- oder Partnerwahl, Gründung einer eigenen Firma. Je einschneidender das Ereignis, desto mehr hoffen wir auf eine Imagination, die uns in Aufbruchstimmung versetzt und Ambivalenzen beendet. Solche Entscheidungen fällen wir kaum je aufgrund rationaler Abwägungen, sondern mithilfe von emotional besetzten inneren Bildern. Wird die Entscheidung mit einer attraktiven Vorstellung verbunden, dann fällt es uns bedeutend leichter, sie zu fällen. Die innere Vorstellung, die wir damit in Verbindung bringen, liefert uns die nötige Energie. Die Fähigkeit zu imaginieren ist eine wichtige Lebensenergie von uns Menschen.

Das Mythodrama ist eine Methode, durch die Kinder oder Jugendliche, jedoch auch Erwachsene Zugang zu ihrer Imagination und damit zum Unbewussten finden, ohne dass sie sich aus dem Anpassungsmodus ausklinken. Das rationale Denken wird nicht abgelegt. Man muss sich nicht schämen. Man kann an psychischem Material arbeiten, ohne dass es das spezielle Setting der Psychotherapie braucht. Mythodrama unterscheidet sich auch vom Psychodrama, das von Moreno entwickelt wurde (Moreno, 1997). Obwohl Moreno ursprünglich auch auf das Imaginäre, das sich hinter Alltagshandlungen verbarg, hinwies, konzentriert sich das Psychodrama heute auf persönliche Narrative. Psychodramasitzungen beginnen mit den persönlichen Erlebnissen und Problemen der Teilnehmenden. Sind persönliche Fragestellungen und Narrative Ausgangspunkt einer Gruppensitzung, dann droht jedoch nach meiner Erfahrung die Gefahr der Anpassung. Da man sich schützen will, passt man seine Fragestellung und die Schilderung der eigenen Probleme an die Erwartungshaltung des Kollektivs an. Um das Gesicht nicht zu verlieren, aus Loyalitätsgründen oder aus sprachlichem Unvermögen präsentiert man sich so, wie es erwünscht ist. Man richtet sich an den Kryptocodes oder impliziten Erwartungen des Leiters oder der anderen Gruppenmitglieder aus. Extremes, Schockierendes, Peinliches oder Obszönes wird nicht angesprochen.

Setzen wir jedoch Geschichten ein, dann sprengen wir unser selbstauferlegtes geistig-sprachliches Korsett. Mithilfe einer Geschichte können wir ein disruptives Moment in eine Gruppe einbringen. Die Geschichte hilft dann den Teilnehmenden, aus ihrem sozialen Kontext auszubrechen und neue innere Territorien zu erkunden. Sie hilft aktuelle Sorgen, Empfindlichkeiten, Ängste und Komplexe zu relativieren und in eine andere Welt einzutauchen. Wenn die Teilnehmenden einer Gruppe sich in eine Geschichte hineinversetzen, dann übernehmen sie Vorstellungen der Protagonisten und stellen sich ein Geschehen vor, das sie nicht selbst erlebt haben. Das Vorstellungsvermögen wird aktiviert. Dank diesem erlangen Geschichten eine persönliche Bedeutung. Sie werden zu einer Chance, innere Ressourcen anzuzapfen. In den Bildern, die in den Köpfen entstehen, stellen sich Verhaltensoptionen dar. Wenn jemand zum Beispiel in einer Geschichte fantasiert, dass er dank einer speziellen Sprungtechnik von Stein zu Stein hüpfen und so von der Insel zum Festland gelangen kann, dann deutet sich vielleicht an, dass er Beweglichkeit, sicheren Boden und eine Fokussierung braucht, um seine aktuelle Herausforderung zu bewältigen.

Nicht alle Geschichten machen jedoch Eindruck. Wie im Kapitel 4.4 beschrieben, dürfen sie keine explizite moralische Botschaft enthalten, sollten von außergewöhnlichen Ereignissen berichten und Mental Movers verwenden. Bei solchen Geschichten ist die Chance groß, dass sie auf uns einwirken, Gefühle auslösen und Vorstellungen generieren. Wir legen den Anpassungsmodus ab und nehmen Kontakt zu persönlichen Ressourcen auf. Wir bewegen uns in einem Reich, in dem alles möglich ist, auch das Gegenteil. Die Vorstellungskraft wird geweckt und übernimmt das Zepter. Da diese sich nicht an moralische Vorstellungen, den Mainstreamkanon und soziale Erwartungen hält, beginnen wir neue, ungewöhnliche Optionen zu erwägen. Unsere Kreativität wird geweckt.

5.12 Zwischen Realität und Fantasie: Kinder und Imagination

Die Entwicklung von Kindern hängt auch von ihrer Fähigkeit und Bereitschaft zur Imagination ab. Kinder und Jugendliche wollen sich im Laufe der Entwicklung nicht nur anpassen, sondern sich in die Welt eigenständig hineinimaginieren. Sie brauchen Leitvorstellungen, was sie einmal erreichen und wer sie sein könnten. Diese Vorstellungen sind oft unrealistisch, doch geben sie den Kindern oder Jugendlichen die notwendige Energie, weiterzumachen und die eigene Entwicklung voranzutreiben. Viele Kinder und Jugendliche leiten ihre persönlichen Ziele von

Imaginationen ab. Sie setzen sich in der Schule ein, weil sie sich vorstellen, später mal in einem Haus mit einem Pool zu leben, sich für das Klima einzusetzen oder Fußballer zu sein. Es sind solche Bilder, die ihnen Kraft und Energie geben, schulischen Anforderungen zu genügen, Konflikte zu meistern und sich anzupassen. Ähnlich wie Worsley richten sie sich nach einer Vorstellung aus, die ihnen die notwendige Energie gibt, Anforderungen zu genügen. Wenn wir Kindern in ihrer Entwicklung weiterhelfen wollen, dann sollten wir ihr Bedürfnis nach Imaginationsreisen im Unterricht und in der Erziehung miteinbeziehen.

6 Die Umsetzung innerer Bilder

Zusammenfassung

In diesem Kapitel wird beschrieben, wie die Imaginationsinhalte bearbeitet und therapeutisch genutzt werden. Die Fantasien der Kinder oder Jugendlichen werden nicht nur besprochen, sondern auch bildlich oder dramatisch ausgedrückt, damit Außenpersonen erahnen können, was in ihnen vorgeht. Es werden Methoden wie das Zeichnen, Spontantheater oder die Dramatisierung vorgestellt, die helfen, die Fantasien ersichtlich zu machen und neue Ideen zu entwickeln, um konkrete Schlussfolgerungen für die eigenen Fragen und Probleme zu bekommen.

Das Licht wird angezündet und erhellt den Raum. Ein Knabe reibt sich die Augen, ein anderer liegt auf einer Matratze und mimt Schlaf, während ein Mädchen aufsitzt und kichernd zwei Knaben zuschaut, die sich gegenseitig stupfen. Nach der Imaginationsphase melden sich Kinder oder Jugendliche auf ihre je eigene Art zurück. Viele haben sich den weiteren Verlauf der Geschichte vorgestellt, einige konnten nichts mit der Aufforderung zu imaginieren anfangen, und ein Knabe ist eingeschlafen. Die Geschichtenenden, die sich die Mehrzahl der Kinder ausgedacht haben, sollen nun bildlich oder spielerisch dargestellt werden. Es geht darum, Fantasien in Bilder umzusetzen, zu spielen oder darüber zu reden. Die Imaginationsinhalte auszudrücken und zu reflektieren, ist die Kernaufgabe der vierten Phase des Mythodramas. Wenn die Inhalte der Imaginationen auch von Außenpersonen einsehbar sind, dann kann die Gruppenleitung den Kindern oder Jugendlichen helfen, neue Ideen bei der Bewältigung ihrer jeweiligen Probleme zu entwickeln. Wie im letzten Kapitel erwähnt, sind die Imaginationen eine wichtige

Quelle für neue Ansätze bei der Bewältigung der jeweiligen Probleme der Kinder oder Jugendlichen oder der Gesamtgruppe.

6.1 Bildliche Darstellung der Imaginationsinhalte

Eine bewährte Methode ist es, den Kindern oder Jugendlichen ein unliniertes DIN-A3-Blatt und eine Schachtel Stifte zu offerieren, damit sie ihren Schluss zeichnen können. Man leitet sie an, sich auf ihre eigene Fortsetzung zu konzentrieren und nicht die ganze Geschichte wiederzugeben. Dies muss man ihnen ausdrücklich mitteilen, da sie sonst gerne die ganze Geschichte bebildern. Für die weitere therapeutische Arbeit relevant sind jedoch die Szenen, die sie fantasiert haben. Je nach Unruhegrad und Imitationstendenz bittet der Mythodramaleiter die Gruppe, sich nicht gegenseitig beim Zeichnen zu stören und zu kopieren. Diese Gefahr besteht in Gruppen, in denen es zeichnerisch Begabte gibt. Sie beeindrucken durch ihr Können die zeichnerisch weniger Talentierten. Hier geht es jedoch nicht um zeichnerisches Talent, sondern um die *Symbolisierung* psychischen Innenlebens. Zeichnerisches Talent schränkt oft sogar die Authentizität des bildnerischen Ausdrucks ein. Der Mythodramaleiter gibt darum der Gruppe auch zu verstehen, dass es nicht auf die Qualität der Bilder ankommt. Man muss also nicht über zeichnerische Begabung verfügen oder Freude am Zeichnen haben, um seinen eigenen Schluss bildlich darzustellen.

Einzelne Kinder greifen zudem bei vertrauten Bildelementen auf Schablonen zurück, die sie sich angeeignet oder selbst entwickelt haben. Sie verstehen es dann zum Beispiel, Schiffe mit ein paar Strichen originell zu skizzieren oder eine Figur comicähnlich darzustellen. Die Gefahr ist, dass die anderen Gruppenmitglieder ihre Schablone imitieren. Gegenseitige Beeinflussung ist grundsätzlich unproblematisch und ein Zeichen, dass die Gruppenmitglieder aufeinander eingehen. Das Ziel der mythodramatischen Gruppenarbeit ist jedoch, die Gruppenmitglieder anzuregen, persönliche Darstellungen ihrer Innenwelten zu entwickeln.

Statt Farbstifte, Bleistifte oder Kugelschreiben geben wir den Kindern oder Jugendlichen Wachsmalstifte. Sie haben sich bei der Erstellung der Bilder am besten bewährt. Solche Wachsmalstifte haben eine starke Deckkraft. Dies hat den Vorteil, dass der Strich breit, pastös und leicht schmierig ist. Die Gefahr, sich in Details zu verlieren, ist weniger groß. Dadurch erhöht sich die Wahrscheinlichkeit, dass Emotionen durch die unterschiedlichen Druckstärken ausgedrückt werden.

Die Kinder oder Jugendlichen müssen auf dem Blatt genügend Platz haben, ihre Vorstellungen zu verwirklichen. Das Zeichnungsblatt darf jedoch weder zu groß noch zu klein sein. Die Kinder dürfen sich nicht auf dem Blatt verlieren, sondern sollen es als einen gesetzten und beschränkten Raum wahrnehmen. Dank der Begrenzung des Raumes ist die Wahrscheinlichkeit größer, dass die Gruppenteilnehmenden die einzelnen Elemente ihrer Zeichnung miteinander in Verbindung bringen. So ergibt sich eine Gesamtkonzeption. Größere Blätter verteilen wir nur, wenn eine Untergruppe den Schluss der Geschichte gemeinsam zeichnet. Zwei oder vier Kinder haben dann die Aufgabe, sich gegenseitig ihre Enden zu erzählen, sich auf einen gemeinsamen Schluss zu einigen, bevor sie diesen zeichnerisch umsetzen. Dieses Vorgehen wird gewählt, wenn die Themen der Gesamtgruppe im Vordergrund stehen und nicht die Anliegen einzelner Kinder. Es kann sich um die Gruppendynamik handeln oder ein Problem, das alle in der Gruppe beschäftigt. Diese Form wird bei Interventionen in Schulklassen angewandt, jedoch auch in thematisch orientierten Therapiegruppen. Wenn die Geschichte zum Beispiel die Besuche beim anderen Elternteil zum Thema hat, dann bringen die Kinder unweigerlich ihre Erfahrungen ein und tauschen sich in der Untergruppe aus. Wenn sie anschließend über ihren gemeinsamen Schluss diskutieren, dann übertragen sie die Lösungen, die sie in ihren Geschichtenenden fantasierten, auch auf ihre Lebenssituation. Bringen sie eine gemeinsame Schlussversion zustande, dann enthält diese Bewältigungsstrategien, die sie auch persönlich verwenden können.

In einer Schlussversion eines Kindes, das in einer Gruppe für Scheidungskinder mitmachte, hielt sich zum Beispiel der Protagonist der Geschichte die Ohren zu. Er wollte den Inhalt von Streitigkeiten der Eltern nicht hören. Seine Schlussversion drückte eine Strategie aus, die Kinder oft wählen, wenn sie nichts von den Anschuldigungen der Mutter oder des Vaters über den Ex-Partner wissen wollen. Die bildliche Darstellung dieser Reaktion erleichterte den Kindern das gemeinsame Gespräch über dieses Problem. Die Kinder tauschten ihren Geschichtenschluss aus und diskutierten anschließend über eine gemeinsame Version, doch eigentlich sprachen sie über sich. Sich in der Untergruppe über einen gemeinsamen Schluss zu einigen und ihn anschließend gemeinsam zu zeichnen, empfiehlt sich in fortlaufenden Mythodramagruppen. In diesen wird die Verarbeitungsphase jedoch immer wieder anders gestaltet werden.

Beachtet werden sollte, dass die Gruppenmitglieder genügend Distanz zueinander einnehmen. Bevor die Geschichte präsentiert wird, bittet man daher die Kinder, Abstand zu halten. Wenn sie auf dem Boden liegen, sollten sie mit den Armen und Beinen rudern können, ohne dass sie ein anderes Gruppenmitglied touchieren. Sitzen oder liegen die Kinder oder Jugendlichen zu nahe beieinander, dann drohen sie sich gegenseitig abzulenken oder sie stehlen sich Ideen.

6.2 Interpretationen

Bildliche Darstellungen erleichtern den Zugang zum Inhalt der Imaginationen. Es geht jedoch nicht nur um die Wiedergabe der imaginierten Geschichten. Die Hand der Kinder oder Jugendlichen wird auch von unbewussten Vorstellungen und Emotionen beeinflusst. Die Zeichnungen enthalten darum Hinweise, deren sie sich nicht bewusst sind. Sie spiegeln Befindlichkeiten, Stimmungen und Komplexe wider. Was Kinder oder Jugendliche beschäftigt, drückt sich durch die Wahl der Objekte, die Gestaltung des Raumes, die Farben, die Komposition, die Stärke des Striches, die Hinwendung zu Details und im Ausgang der Geschichte aus. Bei spontanen Zeichnungen können wir unseren Themen nicht ausweichen. Sie drücken sich verschlüsselt aus. Um zu verstehen, um welche es sich handelt, muss man die Darstellungen interpretieren. Unsere Aufgabe ist es, diese persönlichen Informationen herauszulesen.

Kein Zeichner kann seine inneren Bilder akkurat festhalten. Die Zeichnungen und Dramatisierungen sind also immer eine verzerrte Darstellung der Imaginationen. Der Inhalt und die Darstellungsweise des Bildes können sich während des Zeichnens verändern. Das Bild kann auch Elemente enthalten, die dem Zeichner während des Zeichnens eingefallen sind.

Wichtig ist die Einstellung des Mythodramaleiters beim Betrachten der Bilder. Es geht um die *Suche nach Ideen* und darum, die Hintergründe und Zusammenhänge der Herausforderungen der Kinder oder Jugendlichen zu verstehen und sich erste Gedanken über Lösungen zu machen. Er sollte davon ausgehen, dass die Bilder Aussagen enthalten. Der Mythodramaleiter arbeitet hermeneutisch, indem er das Bild als Ausdruck eines zu erschließenden Sinnes versteht. Um diesen Sinn zu erkennen, muss man einen Prozess durchlaufen: Assoziationen zulassen, Symbolwissen hinzuziehen, Zusammenhänge erstellen und Hypothesen aufstellen. Wichtig ist darum, dass der Mythodramaleiter neugierig bleibt und die Bilder mit der Überzeugung interpretiert, dass die Zeichnungen Hinweise auf die Emotionen, Verletzungen und Erwartungen der Kinder oder Jugendlichen enthalten. Er ist jedoch nicht auf der Suche nach Beweisen für Schlussfolgerungen, sondern hofft auf Inspirationen, um das betreffende Kind oder den Jugendlichen besser zu verstehen.

In allem, was Kinder und Jugendliche tun, spiegelt sich ihre Persönlichkeit wider. Wenn wir interpretieren, dann gehen wir davon aus, dass sich auch in den Produkten der Kinder oder Jugendlichen etwas mitteilt, das erschlossen werden kann. Dies betrifft auch die Gegenstände und Personen, die Kinder oder Jugendliche in ihren Bildern verwenden. Dem ungeübten Auge verschließen sich diese

Mitteilungen (siehe Ricouer, 1986). Voraussetzung der Interpretationskunst ist, dass man temporär Abstand nimmt von einer rationalen, auf Fakten beruhenden Denk- und Argumentationsweise und sich ein zirkulär-intuitives Schauen erlaubt. Man geht von der Vermutung aus, dass sich im Bild zusätzliche Informationen verbergen. Diese erreichen uns, wenn wir über *Symbolverständnis* verfügen. Wir nehmen das Bild nicht nur konkretistisch wahr, sondern lassen es auf uns wirken und registrieren, was es mit uns macht. Wir legen bisherige Schlussfolgerungen zur Seite und sind offen für neue Einsichten. Auch wenn die Zeichnungen dem Ablauf der Geschichte folgen oder banal wirken, verbergen sich in ihnen oft Aussagen über die Kinder oder Jugendlichen und ihre seelischen Vorgänge: Die Landschaften, die entworfen werden, die Figuren, die skizziert werden, und die Objekte, die gewählt werden, sind kein Zufall. Wenn ein Kind zum Beispiel einen roten Sportwagen zeichnet, dann versteckt sich darin vielleicht ein Hinweis auf Aggressionen, Machismo, sexuelle Energie oder Prestigestreben.

Die Bedeutung, die wir im Bild oder Bildelement zu erkennen glauben, sollten jedoch im *Dialog* mit dem Zeichner verifiziert oder falsifiziert werden. *Symbole* sind mehrdeutig und variieren in ihrer Bedeutung je nach Persönlichkeit. Ein Objekt wird aufgeladen durch unsere Biografie wie auch den soziokulturellen Kontext, dem wir angehören. Ein Baum ist ein Symbol des Lebens und der Persönlichkeit, doch je nach Zeichner kann er noch eine andere Bedeutung haben. Der Baum kann dann mit zusätzlichen persönlichen Bedeutungen aufgeladen sein: Er kann beispielsweise mit dem Garten der Großeltern assoziiert werden, wo man sich in der Krone eines Baumes verstecken kann, oder an einen Unfall erinnern, bei dem ein Familienmitglied durch einen Baum erschlagen wurde. Während für eine Person Flugzeuge mit dem Gefühl der Freiheit und Grenzüberschreitung verbunden sind, sieht eine andere in ihnen ein Symbol der Umweltverschmutzung und Flucht. Symbole haben eine kollektive wie auch eine individuelle Bedeutung.

Die Suche nach der symbolischen Aussage einer Zeichnung, jedoch auch der Handlungen und Worte eines Kindes oder Jugendlichen, ist nicht nur Spielerei, sondern eine *zentrale Aufgabe der therapeutischen Arbeit*. Wir haben Tiefenverständnis eines Mitmenschen, wenn wir seine Aktionen und Darstellungen in Zusammenhang mit etwaigen Motiven, der Biografie und seinem Lebenskontext bringen.

Unser Bewusstsein erfasst nur einen kleinen Teil von dem, was uns umtreibt. Wir haben nie alles präsent, was in uns vorgeht oder was wir mit uns tragen. Das Bewusstsein muss man sich als isolierten Lichtkegel in einem finsteren Raum vorstellen. Was er beleuchtet, ist nur ein ganz kleiner Teil von dem, was es noch im

Raum gibt. Vor allem unangenehme, amoralische und belastende Themen werden versteckt. Um im Alltag zu funktionieren, dürfen sie uns nicht in den Weg kommen. Unser bewusster Standpunkt darf darum nicht alle Dramen, die sich in der Innenwelt abspielen, erkennen. Wenn wir jedoch zeichnen, dann wird unsere Hand von unserer Gesamtpersönlichkeit gelenkt. Zeichnungen enthalten darum oft mehr Informationen, als wir ahnen. Sie drücken Befindlichkeiten, Ängste, Traumen und Ressourcen aus, die dem Zeichner nicht vertraut sind.

Die Interpretationen dienen als Brücke zur Innenwelt und Persönlichkeit der Zeichner. Entscheidend bei dieser Deutungsarbeit ist die *Haltung des Therapeuten*. Seine Deutungen sind ein Versuch zu verstehen, was im Kind oder Jugendlichen vorgeht. Es geht um ein zaghaftes Herantasten an seine psychische Wirklichkeit, nicht um Wahrheitsbeweise. Bei den Schlussfolgerungen im Mythodrama handelt es sich darum um Hypothesen oder Mental Movers. Es geht darum, unseren Blick zu erweitern und neue Perspektiven zu entwickeln. Wir haben nicht die Oberhoheit über Deutungen, sondern machen Vorschläge. Diese werden in der therapeutischen Arbeit spielerisch umgesetzt, um blinde Flecken zu erkennen oder neue Erkenntnisse zu gewinnen. Wie bei der Diagnosearbeit ist der Therapeut nicht der Wissendende, sondern lediglich die Person, die auf etwas hinweist, damit man es genauer anschauen kann.

Viele Zeichnungen sind leicht zu verstehen. Ein Mädchen zeichnet ein Selbstporträt. Als sie fertig ist, streicht sie den Kopf mit ein paar heftigen Strichen durch. Die Botschaft scheint eindeutig: Selbsthass.[33] Oder: Das Haus eines Jungen ist mit einer großen Mauer umgeben, die bewacht wird. Auch bei ihm scheint die Aussage klar: Er will sich schützen und hat Angst vor Angriffen. Aufgrund von Deutungen können wir Thesen über die Befindlichkeit der Zeichner oder Zeichnerinnen formulieren. Wenn ein Kind eine Gruppe zeichnet, die um ein Feuer tanzt, und man im Hintergrund ein Schaf erkennt, dann sind verschiedene Schlussfolgerungen möglich. Das Bild drückt ein Bedürfnis nach Anschluss an eine Gemeinschaft aus. Das Feuer deutet Leidenschaft und Licht an. Die Gemeinschaft findet sich im Tanz zusammen, sie strebt einen rauschartigen Zustand an. In diesem vergisst man Ängste und verbindet sich mit Mitmenschen. Das Kind wünscht sich jedoch, dass man ihm die Hand gibt. Beim Tanz um das Feuer handelt es sich um einen Akt der Vergemeinschaftung um eine Leidenschaft. Das ist schon aus frühen Dar-

33 Das 13-jährige Mädchen war ein Adoptivkind. Therapeutisch war sie fast nicht ansprechbar. Sie wollte keine Hilfe annehmen, sondern ein Leben wie ihre leibliche Mutter in Südamerika führen, von der sie annahm, sie müsse eine Prostituierte gewesen sein. Leider verübte sie mit 18 Jahren, drei Jahren nach der Therapie bei mir, Selbstmord. Ihre selbstdestruktive Seite zeigte sich bereits in dieser Zeichnung.

stellungen bekannt: Bei vielen keltischen Fruchtbarkeitsritualen tanzt man um ein Feuer (von Scotti, 2016). Das Schaf im Hintergrund bedeutet vielleicht Folgsamkeit oder vielleicht Opfer. Schafe schließen sich blind einer Gruppe an, machen, was man ihnen sagt. Wenn ein Kind oder Jugendlicher ein solches Bild aus eigenem Antrieb zeichnet, dann ist es eine Ressource für Metaphern, die einem helfen, seine Psyche zu erfassen. Gemeinschaft, Leidenschaft, Opfer, Folgsamkeit sind vielleicht Begriffe, über die man sich dem Kind nähern kann.

Bei der Interpretation der Bedeutung eines Bildelements sind *Fehlschlüsse* möglich. Da Symbole mehrdeutig sind, lassen sie verschiedene Deutungen zu. Die Gefahr ist immer, dass wir eine Aussage in eine Zeichnung projizieren, die dem Zeichner nicht entspricht. Wir unterstellen dem Kind oder Jugendlichen ein Motiv, Bedürfnis oder Problem. Als Interpret ist man darum nie hundertprozentig sicher, ob man mit einer Schlussfolgerung richtig liegt. Sie kann zutreffen und somit ein nicht bewusstes Thema oder Gefühl aufdecken, es ist aber auch möglich, dass wir ein eigenes Thema in das Bild projizieren. Wegen der Gefahr der Fehlinterpretation halten sich viele Psychologen und Psychotherapeuten verständlicherweise mit Deutungen zurück. Lieber nichts sagen, als dem Patienten etwas anzudichten.

Bedenken müssen wir, dass Interpretationen zur psychotherapeutischen Arbeit gehören. Unsere Psyche drückt sich indirekt aus. Nur wenn wir wagen, die Produkte der Kinder und Jugendlichen zu deuten, haben wir eine Chance, tief liegende Motive, Komplexe oder Gefühle zu erkennen. Dank der Interpretationen gewinnt unsere Arbeit an Tiefe, verzichten wir darauf, dann bleibt die psychotherapeutische Arbeit an der Oberfläche. Gehen wir nur von konkreten Aussagen und deklarierten Motiven der Patienten aus und fragen nicht nach versteckten Aussagen, dann ignorieren wir die Vielschichtigkeit und Komplexität der menschlichen Psyche. Wenn wir keine Interpretationen wagen, dann verzichten wir auf ein Instrumentarium, das im Alltag gang und gäbe und im gesellschaftlichen und beruflichen Leben unabdingbar ist. Teilt uns jemand zum Beispiel mit, es gehe ihm ausgezeichnet, doch gleichzeitig zittert seine Stimme und schwitzt er an den Händen, dann schöpfen wir aufgrund dieser Signale Verdacht, dass die Aussage nicht stimmt: Wir interpretieren! Solche Gedankenarbeit gehört zur menschlichen Kommunikation und ist Grundlage auch der Empathie. Mithilfe von Deutungen gewinnen wir neue Erkenntnisse. Ohne sie drohen wir lediglich das zu bestätigen, was wir bereits wissen, und zementieren Vorurteile. Wenn wir interpretieren, betreten wir hingegen denkerisches Neuland.

6.2.1 Interpretation versus Diagnose

Interpretationen dürfen nicht mit Diagnosen verwechselt werden. Eine Diagnose will ein Erscheinungsbild eines Leidens beschreiben und mögliche Ursachen identifizieren. Es geht um das Erfassen von Gründen, die zu einer Krankheit oder einem Problem führen. Diagnosen, wie sie im DSM-V aufgeführt werden, helfen Krankheitshintergründe zu systematisieren. Beobachtungen und Befunde (Symptome) werden mit einer größeren Ordnung verglichen, um typische Muster (Syndrome) zu identifizieren. Dieses Ordnungssystem besteht aus Symptomzusammenhängen. Wenn zum Beispiel jemand hustet, Fieber hat und sich schlecht fühlt, dann leidet er vielleicht an einer Grippe. Die Zuordnung von Symptomen und Befunden (Resultate von Untersuchungen) soll einen Erkenntnisgewinn ermöglichen. Wir verstehen das Phänomen, mit dem wir konfrontiert werden. Durch die Diagnose profitieren wir vom gesammelten Wissen über die entsprechende Krankheit. Wir können so indirekt von den Erfahrungen von Kollegen und der Wissenschaft profitieren. Die Patienten werden Repräsentanten von typischen Mustern im Rahmen einer größeren, systematischen Ordnung. Dank dieser verstehen wir mögliche Zusammenhänge und können besser über die mögliche Behandlung nachdenken.

Diagnostisches Denken gehört zur Professionalität eines Psychotherapeuten oder Psychologen. Die Gefahr ist, dass eine Diagnose zu einer *Substantivierung* des psychischen Bildes führt. Man lässt sich durch das Ordnungssystem beeindrucken und übernimmt die entsprechende Kategorisierung in der Arbeit mit Patienten oder Klienten. Die Diagnose erschwert jedoch die Begegnung mit dem Patienten. Der Therapeut sieht in ihm nicht einen einzigartigen Menschen, sondern eine Kategorie. Er hat einen „typischen ADHSler" oder „bipolaren Psychotiker" vor sich und nicht eine zu entdeckende Persönlichkeit. Die Gefahr ist, dass tiefere Auseinandersetzungen verhindert werden.

Bei den Interpretationen, wie wir sie im Mythodrama handhaben, geht es nicht um eine Objektivierung eines Problems, sondern um ein spielerisches Umkreisen des Themas oder Produktes des Patienten, um neue Perspektiven zu gewinnen. Die Interpretationen sind eine Aufforderung, einen imaginären Raum zu betreten. Man fantasiert etwas in den Patienten hinein, damit er oder sie angeregt wird, sich zu öffnen. Es geht um die Hinwendung zum Psychischen. Interpretationen lösen darum beim Patienten oft Erstaunen, Verwirrung oder Betroffenheit aus, können dadurch aber gerade der Beginn neuer Erkenntnisse sein und der Schlüssel zum Verständnis des Innenlebens.

6.2.2 Das Setting bei Interpretationen

Die Vorgehensweise bei Interpretationen hängt vom *Setting der Therapie* ab. In kleinen Gruppen können die Bilder einzeln interpretiert und mit dem betreffenden Kind besprochen werden. Der Mythodramaleiter gibt auch den anderen Gruppenteilnehmenden die Gelegenheit, ihre Gedanken zu äußern. Wenn die Gruppe aus mehr als sechs Personen besteht, unruhig ist oder bei schulischen Kriseninterventionen, werden Untergruppen gebildet. Eine Untergruppe besteht aus höchstens fünf Kindern oder Jugendlichen und wird von einem Co-Leiter geführt. Es empfiehlt sich, die Untergruppen räumlich voneinander zu trennen. Während bei Kindern in jeder Untergruppe ein Leiter anwesend sein sollte, der die Gruppe führt, kann bei Jugendlichen oder Erwachsenen auch eine kurze Einführung in die Bildinterpretation genügen, bevor die Untergruppe für sich arbeitet. Erfahrungsgemäß sind die Ergebnisse dann jedoch weniger ergiebig, weil die meisten Menschen nicht gewohnt sind, Interpretationen vorzunehmen.

Bei Bildinterpretationen handelt es sich um eine Kunst, die zu neue Ideen, jedoch auch zu neuen Fragen führt. Interpretieren ist keine Technik, die klare und voraussehbare Resultate liefert, sondern eine Methode, die Eingebungen fördert. Dem zu interpretierenden Objekt nähert man sich am besten leicht zerstreut. Auf folgenden Seiten werden Leitsätze vorgestellt, die bei der Interpretation der Bilder und der Dramen eine Hilfe sein können. Einsichten ergeben sich, wenn man sich wirklich auf das Bild oder Drama einlässt und versucht, sie von innen heraus zu verstehen.

Was gezeichnet wird, bleibt privat. Der Mythodramaleiter interpretiert Bilder deswegen nur, nachdem der Zeichner sein *Einverständnis* gegeben hat. Vor allem zwingt er kein Kind oder Jugendlichen, sein Bild den anderen zu präsentieren. In der Praxis kommt es jedoch selten vor, dass jemand sein Bild zurückhalten will. Das Problem ist eher, dass *alle* wünschen, dass ihr Bild kommentiert wird. Damit die Teilnehmenden einer Gruppe ein zu besprechendes Bild sehen und bei der Deutungsarbeit mitmachen können, legt der Mythodramaleiter es in die Mitte des Kreises, bestehend aus den Teilnehmenden, oder er heftet es an eine Wand oder eine Flipchart. Nun erklärt er, wie er vorgeht. Er betont, dass er sich vom Bild lenken lässt, seine persönlichen Assoziationen und Gedanken dazu äußert. Es geht also nicht um das Herauslesen von dunklen Wahrheiten oder eine Diagnose, sondern um Anregungen.

Der Mythodramaleiter geht zudem ressourcenorientiert vor. Er versucht konstruktive Schlussfolgerungen zu ziehen. Bei der Bildbesprechung geht es nicht um eine Hervorhebung von etwaigen Schwächen, sondern eine positive Umdeutung der Themen und Komplexe der Zeichner. Wenn zum Beispiel ein Kind den Protagonisten der Geschichte vor einer Schlucht stehend zeichnet, dann wird man nicht herauslesen, dass ein Absturz bevorsteht, sondern eine Wende oder eine Herausforderung.

Die Gruppenmitglieder dürfen sich auch zum Bild äußern. Wichtig ist jedoch: Es geht nicht um Richtig oder Falsch, sondern um Ideensammlung. Der Zeichner verrät seinen Schluss der Geschichte erst, nachdem der Leiter und die Gruppenmitglieder ihre Assoziationen und Amplifikationen geäußert haben. Das Bild wird als eigenständiger Ausdruck der Befindlichkeit des Zeichners verstanden. Seine Erklärungen, wieso er dieses Objekt gewählt hat oder auf seine Weise etwas zeichnet, lenkt oft von der eigentlichen Aussage des Bildes ab. Es handelt sich häufig um Rationalisierungen, der Zeichner konstruiert sich nachträglich eine Begründung. Der Zeichner muss also nicht verraten, welches Ende er imaginiert hat. Es geht um eine Versprachlichung des Eindrucks, den das Bild einem Außenstehenden vermittelt.

Vor allem in kontinuierlichen Therapiegruppen ist es hilfreich, wenn man sich vorher eine Frage überlegt, die man durch das Bild beantwortet haben will. Fragen können sein: Wie ist der Gemütszustand des Zeichners, wie geht er mit Möglichkeiten um, welche Gefühle äußern sich, sind Belastungen erkennbar, hat er ein Trauma erlebt, wie werden die Interaktionen gestaltet, welchen Ausdruck haben die menschlichen Figuren, wo wurde beim Zeichnen ein starker Druck eingesetzt, zeugt das Bild von Optimismus oder Pessimismus etc. Vor allem bei den Kriseninterventionen überlegen wir uns, ob Strategien der Konfliktbearbeitung erkennbar sind: Waffen als gebündelte Aggression, Tiere als Instinktkräfte, Interaktionen als soziale Kompetenzen etc.

Bei der Interpretation konzentriert man sich darum auf positive Rückmeldungen. Die Interpretationen sollen eine aufbauende Wirkung auf die Kinder und Jugendlichen haben und sie in ihrem Selbstwertgefühl stärken.

6.2.3 Vorgehen bei Bildinterpretationen

1) **Persönlicher Eindruck:** Interpretationen beginnen mit dem allgemeinen Eindruck. Es geht um die Einfälle, die einem bei der flüchtigen Erstbetrachtung des Bildes in den Sinn kommen. Dieser Kommentar kann sehr allgemein gehalten werden. Man sagt zum Beispiel, das Bild mache einen fröhlichen Eindruck, wirke ein bisschen chaotisch, enthalte zwei separate Elemente, wirke dynamisch, habe auffällige Farben etc. Der Leiter betont jedoch, dass es sich um seinen persönlichen Eindruck handelt und keine Tiefeninterpretation darstellt.

2) **Dynamiken im Bild:** Als Nächstes fokussiert der Leiter auf die Dynamiken, die sich im Bild andeuten. Er versucht herauszulesen, ob man Bewegungen in das Gesamtbild hineinlesen kann. Wirkt es ruhig, springt einem eine von links nach rechts aufsteigende Diagonale ins Auge, wirkt es träge, gibt es gegensätzliche Bewegungen, konfrontative Elemente, zielt die Dynamik des Bildes über den Rand hinaus etc. Die Dynamiken können ein Hinweis sein, was beim Zeichner selbst emotional abläuft.
3) **Farben:** Farben sind Träger von Informationen und mit unterschiedlichen Emotionen verbunden. Wie alle Symbole haben sie eine individuelle wie auch eine allgemeine Bedeutung. Rot wird mit Leben, Liebe, Wut, Feuer, Energie und Hass assoziiert. Rot ist auch die Farbe der Leidenschaft. Dunkelblau verbinden wir mit Geist, Vertrauen und Mitgefühl. Hellblau steht für Flexibilität, Verständnis, Ehrlichkeit. Zu Gelb assoziieren wir Verstand, Rationalität, Geist und vielleicht auch Ambivalenz und Glück. Grün symbolisiert Hoffnung, Zuversicht, Wachstum, Natur und Harmonie. Bei Grau denken wir vielleicht an Stagnation, Langeweile, Zurückhaltung und Unauffälligkeit. Weiß steht für Unschuld, Reinheit, jedoch auch für Trauer. Schwarz ist schließlich die Farbe des Vergessens, der Trauer und der Furcht. Die Bedeutung hängt auch von der Kultur ab. Weiß ist zum Beispiel in China die Farbe der Zwietracht, während sie im Hinduismus für Frieden steht. Wenn man sich zu den Farben hinwendet, dann gilt es zu versuchen, aus dem Kontext des Zeichners die spezifische Bedeutung der Farbe zu eruieren.

   Benutzt zum Beispiel der Zeichner die Farbe Rot, um eine menschliche Figur auszumalen, und wählt Gelb, um das Dach seines Hauses zu zeichnen, dann könnte dies ausdrücken, dass er mit einer Person emotional verbunden ist, jedoch ambivalent, wie und wo die Beziehung gelebt werden kann. Den Zeichner kann man nun fragen, mit welcher Person er emotional verbunden ist und wie die Beziehung oder der Kontakt zu dieser Person sich gestaltet.
4) **Komposition:** Interessant ist die Komposition, die im Bild erkennbar ist. In welchem Verhältnis stehen die einzelnen Bildelemente zueinander, und in welche Ecke zog es den Zeichner. Ganz grob teilt man Bilder aus Interpretationsgründen in vier gleich große Teile ein. Der obere rechte Teil steht für die Zukunft und die Ambitionen. Dort wird der Zustand beschrieben, den der Zeichner erreichen will oder sich erhofft. Die linke untere Ecke repräsentiert gemäß dieser Einteilung Vergangenheit. Dort wird die Herkunft dargestellt. Das rechte untere Viertel hingegen spiegelt den Realitätsbezug wider. Dort kann man herauslesen, wie der Zeichner seine eigene Position wahrnimmt.

Die linke, obere Ecke enthält vielleicht Hinweise zum Weg, den der Zeichner beschreiten will.

Diese Einteilung ist nicht wissenschaftlich abgesichert, und für viele Zeichnungen stimmt sie nicht. Sie kann jedoch helfen, ein Bild zu verstehen und Informationen über den Zeichner herauszulesen.

5) **Fokus des Bildes:** Viele Kinder konzentrieren sich während des Zeichnens auf einen Teil des Bildes. Einem Element wenden sie mehr Energie zu als den anderen Bildteilen. Sie arbeiten dort konzentrierter und zeichnen mit mehr Druck. Als Interpret will man nun herausfinden, ob dieses Element auf einen Brennpunkt des Zeichners hinweist. Es kann aufschlussreich sein für das Thema, das ihn beschäftigt. Oft liegt der Fokus bei den menschlichen Figuren. Dies zeugt von einer Beschäftigung mit Beziehungsfragen oder -problemen. Der Fokus kann jedoch auch im Hintergrund des Bildes sein, man sieht zum Beispiel einen Vulkan Feuer speien oder einen Mann auf einem Boot winken. Der Fokus kann mit einem aktuellen, bevorstehenden oder vergangenen Ereignis verbunden sein. Für den Interpreten heißt das, dass sich dort vielleicht ein Hinweis versteckt, was das Kind oder den Jugendlichen aktuell am meisten umtreibt.
6) **Ausnützung des Raumes:** Die Kinder erhalten ein leeres Blatt. Interessant ist, wie sie mit dieser Leere umgehen. Füllen sie das ganze Blatt aus, konzentrieren sie sich auf die Mitte des Bildes und lassen einen Gürtel um das Bild weiß, oder beschränken sie sich auf einen Teil des Blattes? Manchen Kindern oder Jugendlichen genügt der Platz nicht. Was sie zeichnen wollen, hat keinen Platz auf dem Blatt. Das Haus ist höher, als man es auf dem Blatt darstellen kann, ein Wald breiter, als der beschränkte Raum erlaubt, oder Personen haben fast keinen Platz. Meistens deutet das darauf hin, dass die Ambitionen größer sind als die Möglichkeiten, die sich der Person bieten. Wenn der Platz jedoch fast nicht genutzt wird, kann dies ein Zeichen mangelnden Selbstvertrauens sein. Man wagt nicht, sich zu zeigen. Die Frage ist auch, wie viele weiße Stellen es gibt. Manche Zeichner übermalen alle weißen Stellen. Sie wollen nicht, dass das Weiß des Blattes irgendwo noch erkennbar ist. Ein solches Übermalen kann ein Zeichen großer Ambitionen oder von Perfektionismus sein oder aber auch ein Versuch, Kontrolle auszuüben. Es darf nichts Unerwartetes geschehen. Den meisten Zeichnern ist es egal, wenn es noch weiße Stellen gibt. Dies kann ein Zeichen einer gewissen Unbeschwertheit sein oder vielleicht auch auf Nachlässigkeit hinweisen.
7) **Inhalt:** Erst jetzt wendet sich der Interpret dem Inhalt zu. Er versteht nun die verschiedenen Elemente des Bildes als Symbole. Er will die Bedeutung erfas-

sen, die ein flüchtig gezeichnetes Haus hat, ein sorgfältig gezeichneter Bus, eine fiese Schlange oder ein leerer Koffer. Alles, was sich uns als wahrnehmbarer Gegenstand aufdrängt, kann Bedeutung haben. Ein Baum steht dann für die persönliche Entwicklung, ein Auto für Selbstständigkeit und eigenen Weg, ein Polizist für Regeln oder das Über-Ich, ein See für Gefühle, Ruhebedürfnis, Introversion oder Depression und eine Blume für Hoffnung oder Schönheit. Wie bereits erwähnt, sind gezeichnete Objekte meistens Träger von verschiedenen Bedeutungen. Als Interpret gilt es also, an verschiedene Möglichkeiten zu denken. Was ein Objekt wirklich für den Zeichner symbolisiert, legt man im Dialog mit ihm fest. Vielfach haben gezeichnete Objekte eine persönliche Bedeutung. Diese kann man nur herausfinden, wenn man das Kind oder den Jugendlichen kennt und mit ihm spricht.

8) **Schlussfolgerung:** Die sieben Leitsätze sind eine Anregung, wie man sich einem Bild nähern kann. Je nach der Art und dem Inhalt eines Bildes steht ein anderer Aspekt im Vordergrund. Bei einem Kind sind vielleicht die Farben wichtig, bei einem anderen die Raumgestaltung, und bei einem Dritten kann man sich auf die symbolische Deutung beschränken. Die Leitsätze helfen, aus Bildern Aussagen herauszulesen. Sie sind keine Garantie, dass die Schlussfolgerungen stimmig sind. Es geht immer nur um die Generierung von Hypothesen. Hilfreich bei der Deutungsarbeit ist, wenn man von Fragestellungen ausgeht. Auf diese Weise deuten wir dann das Bild aus einer bestimmten Perspektive: Wie ist der Gemütszustand des Kindes? Welcher Eindruck wird von der intellektuellen Begabung vermittelt? Wie sieht er oder sie die Zukunft? Es ist klar, dass die meisten Bilder zu solchen Fragen keine Antwort geben. Wenn wir die Bilder jedoch mit Fragen im Hinterkopf angehen, dann ist die Chance größer, dass uns etwas einfällt. Der Einfall kann uns helfen, das Kind oder den Jugendlichen zu verstehen. Das Bild gibt uns eine Anregung, tiefer nachzudenken.

6.3 Dramatisierung

„Wir können den Fluch nur bekämpfen, wenn wir zwei verschiedene Schuhe tragen!“, flüstert der Häuptling dem Goldsucher zu, während sich ein als Nonne verkleideter Räuber von hinten anschleicht. Ein Hund lauert jedoch der falschen Nonne auf. Als sie beim Zelt des Häuptlings und des Goldsuchers ist, knurrt der Hund laut und springt auf die falsche Nonne zu. Der Häuptling und der Goldsucher schrecken auf: ‚Da! Wir habens …‘“ Das ist Teil eines Dramas, das von einer Untergruppe Kinder als Fortsetzung einer Geschichte, die sich am Orinoco abspielt, gespielt wurde.

Eine andere Form der Umsetzung der Imaginationsinhalte ist die *Dramatisierung*. Statt den Schluss der Geschichte bildlich darzustellen, einigen sich die Kinder oder Jugendlichen in Untergruppen auf einen gemeinsamen Schluss, aus dem sie dann ein kleines Theater kreieren. Anschließend spielen sie dieses den anderen Gruppenmitgliedern vor. Dramatisierungen eignen sich in therapeutischen Gruppen, bei schulischen Kriseninterventionen und in der Teamarbeit. Der Vorteil ist, dass die Teilnehmenden Aspekte ihrer Persönlichkeit darstellen, die sich sonst nicht zeigen. Wie im Spontantheater manifestieren sich Komplexe, Emotionen, Charaktereigenschaften und persönliche Schwächen.

Es ist zudem aufschlussreich, wie Spieler mit ihren Mitspielern interagieren. Oft sind Muster erkennbar, die für das Verständnis der Persönlichkeit des Betreffenden wichtig sind. Ein Kind nimmt gegenüber seinen Kollegen einen Befehlston ein, wenn es sich unsicher fühlt, ein anderes verhält sich demütig-zurückhaltend, wenn es das Gefühl hat, nicht berücksichtigt zu werden, und wieder ein anderes Kind neigt dazu, sich abzusondern. Solche Beobachtungen erklären die Schwierigkeiten des jeweiligen Kindes nicht, sie sind jedoch ein Puzzleteil des Gesamtbildes, das man sich von ihm macht. Die Reaktionsweisen, die Rollenwahl und die Auftrittsart der Spieler geben uns Hinweise auf die jeweiligen sozialen Kompetenzen der Gruppenmitglieder. Wenn wir mit Teams Mythodramen durchführen, dann spiegeln sich zudem in den gemeinsamen Schlüssen Gruppendynamiken und Qualitäten wider, die die Gruppe oder die jeweiligen Spieler auszeichnen. Es ist kein Zufall, welche Rolle man bekommt oder wie man sich gegenüber den anderen Gruppenmitgliedern präsentiert.

Bei der Dramatisierung der Schlüsse werden die Kinder oder Jugendlichen als *Gruppe* angesprochen. Sie müssen sich nicht nur verbal auf einen Schluss einigen, sondern während des Spiels interagieren. Kinder oder Jugendliche halten sich bei den Dramatisierungen selten an die Vorgaben, auf die sie sich in der Untergruppe geeinigt haben. Wenn die Schlussversionen vorgespielt werden, dann sind Überraschungen möglich. Es kommt zu Rollenwechseln, Eskalationen oder spontanen Umschreibungen der vorher vereinbarten Schlussversion. An einer gespielten Schießerei beteiligten sich plötzlich alle Gruppenmitglieder, zwei Prinzessinnen sondern sich im Laufe des Spiels ab, oder ein Kind will sich nicht von einem Stein in einen Menschen zurückverwandeln.

Als Mythodramaleiter muss man auf solche Überraschungen gefasst sein und die gespielten Szenen genau im Auge behalten. Die Dramatisierungen der Kinder oder Jugendlichen sind eine Mischung zwischen Spontantheater und Ausführungen von diskutierten Skripts. Für viele Kinder ist dieser Aspekt wichtig. Das Spiel setzt in ihnen jedoch neue Kräfte frei. In ihrer Vorstellung bewegen sie sich auf einer Bühne. Sie versetzen sich in eine andere Welt, legen ihre Persona ab und schlüpfen in andere Rollen. Durch die Rolle fühlen sie sich geschützt, und die Bühne befreit kurzfristig von persönlichen Schwierigkeiten. Stotterer beginnen normal zu reden, schüchterne Kinder gehen auf ihre Kollegen zu, und dominante Kinder üben sich in Zurückhaltung. Das Theaterspiel befreit sie von Zwängen, Ängsten und Erwartungen an sich selbst. Sich einer Rolle hinzugeben und zu schauspielern, wird für viele Kinder oder Jugendliche zu einem besonderen Erlebnis. Introvertierte oder schüchterne Kinder oder Jugendlichen können hingegen oft nicht viel mit der theatralischen Umsetzung ihrer Imaginationsinhalte anfangen.

Die Dramatisierung der imaginierten Schlussversionen eignet sich besonders bei *Gruppenthemen*. Man konzentriert sich auf das Anliegen, das die Gruppenmitglieder miteinander verbindet. Dies ist in thematisch ausgerichteten Therapiegruppen der Fall: Gruppen für Kinder, deren Eltern sich scheiden oder trennen, die Baldur-Gruppen für Kinder, bei denen ein Elternteil mit großen psychischen Problemen kämpft, Gruppen für Kinder aus alkoholbelasteten Familien oder die Gruppen für Jugendliche, die ein Gewaltdelikt begangen haben. In solchen Gruppen werden zudem Geschichten gewählt, in denen sich das gemeinsame Thema spiegelt. Wenn die Kinder oder Jugendlichen anschließend die Geschichte weiterentwickeln, dann werden sie sowohl mental als auch emotional auf ihr gemeinsames Thema eingestimmt. In ihren Dramen bringen sie in der Folge unweigerlich ihre Erfahrungen ein. Bei den schulischen Kriseninterventionen steht das Thema, das die Lehrpersonen und Eltern vorschlagen, im Vordergrund: Mobbing, Klassenklima, Beziehung zur Lehrperson, Gewalt etc. Wird mit einem Arbeitsteam ein Mythodrama durchgeführt, dann legen wir unser Augenmerk bei der Auswahl der Geschichte auf das vereinbarte Thema.

Über die Zuteilung zu den Untergruppen entscheidet in der Regel der Mythodramaleiter. Dieses Vorgehen empfiehlt sich aus zeitlichen Gründen. Können die Kinder oder Jugendlichen frei wählen, welcher Gruppe sie sich anschließen wollen, dann löst dies Diskussionen aus. Die Kinder oder Jugendlichen messen der Zuteilung zur Untergruppe mehr Bedeutung zu, als sie hat. Sie haben dann vielleicht den Eindruck, dass eine Freundschaft beendet ist, wenn sie nicht mit dem besten Kollegen in der gleichen Untergruppe sind, oder sie wollen einer bestimmten Kollegin nicht ihre Schlussversion der Geschichte verraten. Der Mythodramaleiter entscheidet also über die Zuteilung, doch es ist ratsam, Wünsche zu berücksichtigen und die Kinder oder Jugendlichen, die sich gut verstehen, der gleichen Untergruppe zuzuteilen. Dieses Kriterium wird jedoch den Gruppenteilnehmenden nicht kommuniziert.

Bei gemischten Gruppen sollte man auch nicht darauf beharren, dass jede Untergruppe sowohl männliche als auch weibliche Mitglieder hat. Bei Schulklassen lässt der Leiter die Schüler und Schülerinnen auf drei, vier oder fünf zählen – je nach Anzahl der Untergruppen. Er fordert dann alle mit einer Eins, Zwei, Drei etc. auf, sich in einer bestimmten Ecke des Raumes oder in separaten Zimmern zu treffen und eine Untergruppe zu bilden.

Bevor sich die Kinder oder Jugendlichen verteilen, teilt der Leiter mit, was sie in der Untergruppe machen sollen. Wichtig ist, dass er seine Anweisungen klar und bestimmt erteilt.

6.3.1 Anweisungen an die Untergruppen

- Einen Kreis bilden und anschließend gegenseitig die eigenen Schlussversionen austauschen.
- Alternativ: Eine Untergruppe sitzt um ein großes Blatt. Wortlos zeichnen sie anschließend gemeinsam ihre Schlussversion. Sie dürfen die Beiträge der anderen Mitglieder der Untergruppe ergänzen. Wenn alle fertig sind, dann gilt es gemeinsam herauszufinden, welche Geschichtenenden ihre Kollegen und Kolleginnen fantasiert haben. Anschließend diskutiert die ganze Untergruppe über einen gemeinsamen Schluss. Dieser wird dann den Kollegen und Kolleginnen der anderen Untergruppen erzählt oder präsentiert.
- Wenn jeder seine Geschichte mitgeteilt hat, überlegen sich alle, wie eine gemeinsame Schlussversion aussehen könnte. Diese muss Beiträge aller Gruppenmitglieder enthalten. Man darf nicht die Version eines Teilnehmenden übernehmen, sondern hat aus den verschiedenen Schlussversionen der Teilnehmenden eine neue, gemeinsame Geschichte zu konstruieren. Alle müssen mit dieser Endversion einverstanden sein.
- Die Rollen, die in der Endversion vorhanden sind, werden von Mitgliedern der Untergruppe gewählt.
- Das Drama, das aus der Schlussversion entwickelt wird, soll drei- bis viermal durchgespielt werden.
- Es sollen alle Mitglieder der Untergruppe mitspielen.
- Dem Drama soll ein Titel gegeben werden, der allen verkündet wird.

6.3.2 Zusätzliche Anweisungen

Es gibt Gruppen, die noch mehr Führung brauchen. Obige Instruktionen genügen für sie nicht, damit sie ein gemeinsames Theater entwickeln. Bei solchen Gruppen können zusätzliche Anweisungen helfen:

- Das Theater, das aus der Schlussversion entwickelt wird, enthält drei Teile: einen Anfang, einen Handlungsteil und einen Schluss.
- Jeder Teil besteht aus einer spezifischen Szene.
- Bevor mit dem Theater begonnen wird, stellen sich die Kinder oder Jugendlichen in ihrer Rolle vor, nachdem ein Kind dem Publikum den Titel des Theaters mitgeteilt hat.
- Im Theaterspiel müssen bestimmte Sätze eingesetzt werden.[34]

6.3.3 Requisiten

Verkleidungen helfen Kindern oder Jugendlichen, eine Rolle einzunehmen. Viele öffnen sich, wenn sie sich hinter einer Maske verstecken können. Sie legen ihre Zurückhaltung ab, weil sie den Eindruck haben, für ihr Verhalten und ihre Worte nicht belangt zu werden. Sie schlüpfen in ein Alter Ego, das frecher, spontaner, aggressiver oder auch schüchterner sein kann. Was sich bewusst verbietet, wird durch die Maske erlaubt. In meiner Arbeit als Gruppenleiter in Bern hatten wir den Luxus, über einen speziellen Garderobenraum zu verfügen, in dem die Kinder und Jugendlichen, nachdem sie sich auf eine Schlussversion geeinigt hatten, eine zu ihrer Rolle passende Verkleidung wählen konnten. Wir hatten ein breites Angebot an Jacken, Hemden, Röcken, Hüten, Schuhen, Anzügen, Hosen, jedoch auch Holzschwerter, Staubwedel, Polizistenhütte, Helme, Uniformen, Spielzeugpistolen und Gewehrattrappen. Die Requisiten bestanden größtenteils aus Schenkungen. Verfügt man über ein solches Angebot, dann lässt man jeweils eine Untergruppe in den Raum. Beim Umkleiden sollte ein Gruppenleiter anwesend sein und für Ordnung sorgen. Vor allem jüngere Kinder neigen dazu, Kleider oder andere Requisiten aus den Schränken zu reißen und auf den Boden zu werfen, wenn sie nicht passen oder ihnen nicht gefallen.

Eine weitere Verkleidungsmöglichkeit ist, *Masken* anzuziehen, wie man sie an Fasnacht oder beim Fasching sieht. Kinder können dann eine Tiermaske aufset-

34 So kann man von den Kindern oder Jugendlichen zum Beispiel verlangen, dass der Satz „Es hat noch frische Tomaten in der Gemüseabteilung“ oder „Vorher hast du aber etwas anderes gesagt“ oder „Zwei Elefanten sind genug“ oder „Wieso hast du zwei verschiedene Schuhe an“ vorkommt. Die Sätze sollten nicht konventionell sein, sondern eher provozieren. Die Erfindung der Sätze ist der Fantasie des Leiters überlassen.

zen, sich zum Zombie, zur Hexe, zum Teufel, alten Mann, strengen Polizisten, König, Gauner etc. wandeln. Wenn Kinder oder Jugendliche im Theater mit einer Maske auftreten, dann kann das ihre Zunge lockern. Tragen sie Ganzgesichtsmasken, beginnen sie jedoch mit der Zeit zu schwitzen, weil das Problem der Durchlüftung nicht gelöst ist. Bessere Erfahrungen haben wir mit Halbmasken gemacht, wie man sie beim Karneval in Venedig trägt. Diese verdecken lediglich die Augenpartie, helfen den Kindern und Jugendlichen jedoch auch, sich als jemand anderes zu fühlen.

Verkleidungen sind nicht Bedingung beim Theaterspielen. Hat man keine Requisiten zur Verfügung, dann belässt man es bei kleinen Veränderungen der Kleidung, man verwendet zum Beispiel eine normale Jacke oder einen Schal, um sich ein anderes Aussehen zu geben.

6.3.4 Die Bühne

Um ihre Schlussversionen vorspielen zu können, brauchen die Untergruppen eine *Bühne*. Es geht um einen definierten Raum, in dem Theater gespielt wird. Bei der Bühne muss es sich nicht um eine Theaterbühne mit Vorhang und Publikumsbereich handeln, sondern einen abgegrenzten Bereich. Es kann sich um den hinteren Teil oder einen unverstellten Bereich des Therapiezimmers handeln. In Schulklassen wählen wir den Teil des Schulzimmers, wo auch die Klassenratssitzungen durchgeführt werden, die Turnhalle oder das Singzimmer.

6.3.5 Die Rolle des Gruppenleiters während des Theaterspiels

Ein Leiter des Mythodramas annonciert die entsprechende Untergruppe. Er verkündet mit einem leicht theatralischen Duktus dem Publikum, das aus den restlichen Gruppenteilnehmenden besteht, dass sie nun eine Aufführung genießen können. Der Titel des Theaterstücks wird entweder vom Mythodramaleiter oder einem der Darsteller verkündet. Der Mythodramaleiter erklärt, dass auf sein Klatschzeichen das Theater beginnen wird und bei zweimaligem Klatschen zu Ende ist. Vor allem, wenn die Kinder oder Jugendlichen nicht verkleidet sind, empfiehlt es sich, dass sie sich in ihrer Rolle kurz vorstellen und vielleicht sogar verneigen, wie es im Theater üblich ist.

Nachdem der Mythodramaleiter verkündet hat: „Das Spiel beginnt", und sich verneigt, spielen die Kinder oder Jugendlichen ihre Schlussversion vor. Wie sich der Leser oder die Leserin vorstellen kann, haben diese unterschiedliche Qualitäten. Viele Untergruppen entwickeln hochoriginelle Schlüsse und beeindrucken das Publikum durch ihre schauspielerischen Fähigkeiten, andere Schlüsse wirken improvisiert, und immer wieder kann es vorkommen, dass sich die Kinder nicht an ihren vereinbarten Schluss halten, sondern spontan etwas anderes spielen oder dass alles im Chaos endet.

Weder die dramatischen Qualitäten noch die Fähigkeit der Kinder und Jugendlichen, ihre Schlüsse umzusetzen, spielen eine Rolle. Entwickelt sich eine andere Szenerie, dann ist dies sogar zu begrüßen. Im Spontantheater drücken Kinder offen und direkt aus, was sie beschäftigt. Sie zeigen ihre Emotionen. Spontane Eruptionen sind eher wahrscheinlich, wenn sich die Kinder oder Jugendlichen kennen. Sie haben sich gegenseitig in ihren Persönlichkeiten ausgelotet, können untereinander blödeln, sich foppen und provozieren. Der Kontakt hat eine leicht anarchische Note, die auch tabuisierte Themen zum Vorschein bringt. Sexuelle Anspielungen, Gewaltfantasien und Obszönitäten werden trotz Anwesenheit des Leiters geäußert. Da sie schon mehrere gemeinsame Sitzungen hatten, ist die Chance groß, dass sich ein Gemeinschaftsgefühl entwickelte, das unangebrachte Äußerungen erträgt. Die Kinder kennen sich gegenseitig und können die Reaktionen der anderen Teilnehmenden besser abschätzen. Man ist nicht mehr entsetzt, wenn ein Teilnehmender eine sehr grobe Sprache verwendet oder ein Nähe-Distanz-Problem hat. Spontantheater ist darum eher möglich. In einmaligen Gruppen, in denen sich die Kinder nicht gut kennen, sind politisch inkorrekte, provokative Anspielungen und Fantasien weniger wahrscheinlich. Die Kinder oder Jugendlichen halten sich zurück und orientieren sich an internalisierten Normen.

Auch besteht die Gefahr, dass der Gruppenleiter versteckte Dynamiken, fiese Spiele oder Intrigen nicht erkennt, da ihm die einzelnen Kinder oder Jugendlichen nicht vertraut sind. Für solche Gruppen empfiehlt sich darum das geleitete, halbstrukturierte Theaterspiel.

Die Orientierung an ihrem eigenen Schlussskript gibt vielen Kindern oder Jugendlichen ein Gefühl der Sicherheit. Sie haben nicht das Gefühl, dass sie sich bloßstellen, Geheimnisse oder Bezugspersonen verraten. Das Setting ermöglicht ihnen, eigene Anliegen auszudrücken und Befindlichkeiten zu zeigen, ohne sich zu entblößen. Ihre Themen werden symbolisch ausgedrückt und indirekt behandelt. Mental bewegen sie sich in der Geschichte, doch effektiv bringen sie ihre Emotionen und Probleme in die Gruppe ein. Im Theaterspiel geht es in ihrer Wahrnehmung um den gemeinsamen Schluss und nicht um ihre Probleme zu Hause, Gewalterfahrungen in der Schule oder ein schlimmes persönliches Vorkommnis.

Rückmeldungen und Besprechung

Nach einem Theater werden vom Mythodramaleiter und anderen Gruppenmitgliedern Rückmeldungen eingeholt. Diese erfolgen nach Vorgaben und unter der Führung des Mythodramaleiters. Dieser stellt spezifische Fragen an das Publikum oder die Darsteller. Wichtig ist, dass er vorher erklärt, dass es nicht um Beurteilungen geht, sondern darum, den Spielern Anregungen zum Denken zu geben. Die Rückmeldungen sollen den Spielern zu neuen Blickwinkeln über sich selbst verhelfen. Der Leiter sollte sich also nicht auf die Frage, ob man die Schlussversion „cool" fand, konzentrieren, sondern darauf, was das Spiel in einem ausgelöst hat. Analog zu den Rückmeldungen in anderen Phasen des Mythodramas konzentriert man sich auf die *positiven* Aspekte. Das Theaterspiel soll also nicht durch das Publikum und den Mythodramaleiter kritisiert werden, sondern es geht darum, Beobachtungen zu teilen und Schlussfolgerungen zu verbalisieren.

Mögliche Fragen an das Publikum sind:

- Was ist euch aufgefallen?
- Welche Rolle würdet ihr übernehmen?
- Welche Eigenschaften erkennt ihr bei den Spielern? Warum?
- Was würdet ihr den einzelnen Spielern schenken?
- Was wurde im Stück vergessen?
- Welche Spieler gehören zusammen?
- Was würdet ihr im Stück anders machen?
- Was habt ihr auch schon erlebt?
- Wer ist der/die Ärmste im Stück?
- Wie geht das Stück weiter?
- Welchen Gegenstand würdet ihr welchem Spieler wünschen?

Je nach Gruppenkonstellation stellt der Mythodramaleiter die Fragen direkt an alle und fordert sie auf, offen und unmittelbar zu antworten, oder er bittet das Publikum, die Frage für sich selbst zu beantworten. In unruhigen Gruppen kann es jedoch angebracht sein, die Fragen schriftlich auf Zetteln abzugeben. Nachdem die Kinder oder Jugendlichen sie beantwortet haben, händigen sie die Zettel dem Gruppenleiter aus. Dieser liest sie dann vor. Wenn die Antwort an einzelne Spieler gerichtet ist, dann werden sie von den Sendern zusammengefaltet und dem entsprechenden Spieler oder der entsprechenden Spielerin übergeben.

Der Mythodramaleiter kann selbst den Spielern auch eigene Fragen stellen und Bemerkungen machen. Er betritt dafür den Bühnenraum,[35] legt die Hand auf die

35 Meistens handelt es sich nicht um eine eigentliche Bühne, sondern einen abgegrenzten Teil des Therapieraumes.

Schulter des betreffenden Spielers oder der betreffenden Spielerin, bevor er seine Frage stellt oder eine Bemerkung macht. In Anlehnung an das Psychodrama Morenos mag er die Ich-Form wählen. Auf diese Weise wird dem Akt größere Bedeutung gegeben. Wichtig ist: Die Rückmeldungen oder Fragen dürfen das betreffende Kind oder den betreffenden Jugendlichen nicht bloßstellen. Der Mythodramaleiter betont darum, dass die Befragten immer die Möglichkeit haben, sich ihre Antwort selbst zu geben, ohne sie den anderen mitzuteilen. Kindern teilt man mit, dass sie ihre Hand auf ihren Kopf legen sollen, um auf diese Weise zu signalisieren, dass sie ihre Antwort für sich behalten wollen. Bei den Rückmeldungen geht es nicht um eine Evaluation des Spiels oder das Austauschen von äußeren Eindrücken. Wie erwähnt besteht der Sinn der Rückmeldungen darin, die Wahrnehmung der Spieler für sich selbst zu schärfen oder eigene Vorurteile zu hinterfragen. Wie die Rückmeldungen aufgenommen werden und ob sie überhaupt eine Wirkung haben, weiß man natürlich nicht. Wenn einer Spielerin zum Beispiel gesagt wird, dass sie frech und selbstsicher wirke, dann wird sie dies vielleicht erstaunen, empören, oder sie fühlt sich bestätigt. Je nach eigenem Selbstbild und eigener Stimmung wird diese Bemerkung einen Denkprozess auslösen, oder sie wird ignoriert.

Mögliche Fragen an die Kinder oder Jugendlichen nach dem Spiel der Schlussversion:

- Wie hast du dich gefühlt?
- Was würdest du im Nachhinein ändern?
- Wer war dein Freund, deine Freundin im Spiel?
- Was hat dich geändert?
- Welchen Schluss hättest du dir auch noch gewünscht?
- Hast du auch schon eine ähnliche Situation erlebt?
- Welcher Teil des Spiels ist dir in Erinnerung geblieben? Ist dir ein Teil des Spieles peinlich?
- Hast du das spielen können, was du wolltest?

Wieder haben die Betreffenden die Möglichkeit, die Antwort nicht der Gruppe, sondern ausschließlich sich selbst zu geben. Sie behalten dann die Antwort für sich.

Antworten mit Karten

Eine weitere Möglichkeit besteht darin, beim Feedback *Karten* einzusetzen. Man gibt den zuschauenden Kindern oder Jugendlichen Karten, auf denen Gegenstände abgebildet sind, die Persönlichkeitseigenschaften symbolisieren. Es kann sich um ein Handy, ein Auto, einen Pullover, ein Schwert, eine Pistole, ein Schild, einen Helm, ein Megafon, einen Speer, eine Maske, einen Kochlöffel, ein Fahrrad, einen Fußball, ein schönes Kleid, ein Buch, ein Bett, Ohrenstöpsel etc. handeln. Die Bilder stellen eine Verhaltensweise dar oder werden mit einer Persönlichkeitseigenschaft in Verbindung gebracht.

Des Weiteren können *Stimmungsbilder* verteilt werden. Dafür eignen sich Postkarten oder Bilder, die man im Internet findet und ausdrucken kann: Kinder, die auf einem Feld tanzen, eine Person, die sich über eine wacklige Hängebrücke wagt, ein tosender Wasserfall, eine Straße, die sich am Horizont verliert, eine Wegkreuzung, ein stürmisches Meer, ein Regenbogen, ein verlassenes Haus, eine befeuchtete Blume, ein einsamer Baum, ein Kind, das Eis isst, zwei Kinder, die sich glücklich ansehen, ein grimmiger Clown, eine strahlende Mutter, ein wütender Protestler etc. Wichtig ist, dass die Bilder nicht zu viele negative Eigenschaften widerspiegeln. Die Zuschauer weisen den Spielern Stimmungsbilder zu.

Schlussendlich gibt es die Möglichkeit, den zuschauenden Kindern eine Reihe *Gegenstände* bereitzustellen, die sie an die Spieler im Bühnenbereich übergeben können. Es kann sich zum Beispiel um Murmeln handeln, die Energiepunkte darstellen, oder Marienkäfer, die Glück symbolisieren.

6.4 Freies Improvisieren der Schlussversion

Eine weitere Möglichkeit, die Imaginationen umzusetzen, ist die freie Improvisation. Nach der Imaginationsphase bilden alle einen Kreis. Die Gruppenmitglieder erzählen sich dann ihre Schlüsse. Nun werden Rollen gewählt und präsentiert, bevor die Einstiegsszene festgelegt wird. Die Rollen können auf verschiedene Weise bestimmt werden:

- Der Gruppenleiter umschreibt die Rollen, die in der Geschichte und den Schlussversionen vorkommen, und lässt Kinder spontan wählen.
- Die Kinder oder Jugendlichen sagen, welche Figur sie spielen wollen.

Wann immer möglich, machen die Kinder oder Jugendlichen unter sich ab, wie die Rollen verteilt werden. Wenn zwei oder mehrere Gruppenmitglieder die gleiche Rolle wünschen, dann wird darüber diskutiert, ob man sie doppelt oder sogar dreifach besetzt. Der Gruppenleiter macht jedoch vor dem Beginn des Spontantheaters deutlich, dass man die Rolle während des Spiels auch wechseln kann.

Der Mythodramaleiter setzt außerdem das Doppeln ein, die Wiederholung, macht ein Freeze oder schlägt Rollentausch vor.[36] Der Betroffene gibt ein Zeichen, um darauf hinzuweisen, dass er die Rolle wechselt. Alle Spieler verharren in ihrer jeweiligen Position (Freeze), damit der betreffende Spieler seine neue Rolle einnehmen kann.

Eine andere Möglichkeit der Verteilung der Rollen im Spiel ist die Verwendung von Karten, auf denen die Protagonisten und Antagonisten der Geschichte abgebildet sind. Jede Karte stellt eine Figur der Geschichte dar. Wenn die Teilnehmenden eine Karte wählen, dann stellen sie die Figur kurz vor, bevor gespielt wird. Wiederum können statt Karten auch Gegenstände vorgelegt werden, die die Protagonisten und Antagonisten der Geschichte auszeichnen. Gibt es einen Kapitän in der Geschichte, dann liegt eine Kapitänsmütze auf dem Boden, wenn ein Soldat vorkommt, liegt eine Spielzeugpistole bereit, wenn eine Primadonna auftritt, gibt es Schminke. Mithilfe von Gegenständen die Rollen zu verteilen, kommt vor allem bei jüngeren Kindern gut an. Die Teilnehmenden werden nun aufgefordert, sich zu überlegen, welche Rolle sie in der Einstiegsszene spielen wollen.

Nun wird bestimmt, wie die *Einstiegsszene* aussehen soll. Es empfiehlt sich, Elemente aller Geschichtenenden der Teilnehmenden zu verwenden. Diese haben so eher das Gefühl, dass sie etwas zum improvisierten Drama beitragen. Nun umschreibt der Mythodramaleiter die Einstiegsszene und die Rollen, die die Kinder oder Jugendlichen gewählt haben. Die Rollen können, wie im Psychodrama üblich, vorgestellt werden, indem der Leiter hinter dem jeweiligen Teilnehmenden steht und seine Hände auf dessen Schultern legt. Er doppelt den Teilnehmenden, indem er ihn in Ich-Form auffordert, seine Eigenschaften, sein Aussehen und seine Rolle vorzustellen. Nachdem sich alle in ihrer Rolle vorgestellt haben, beginnt das Drama: Es wird über den Schluss der Geschichte improvisiert.

Die Bereitschaft zur Improvisation unterscheidet sich von Gruppe zu Gruppe. Sie hängt unter anderem von Faktoren ab, die wir nur bedingt beeinflussen kön-

36 Beim Doppeln steht der Mythodramaleiter oder ein Teilnehmer hinter einem Teilnehmer, legt seine Hände auf dessen Schultern und teilt in der Ich-Form mit, was er denkt oder fühlt. Bei der Wiederholung wird eine Aktion oder Szene auf Wunsch des Mythodramaleiters wiederholt, und beim Freeze klatscht der Leiter in die Hände. Das ist das Zeichen, dass alle genau in ihrer Position verharren müssen. Anschließend wird ausgetauscht, wie man sich fühlt und was man machen wird. Beim Rollentausch bestimmt der Leiter, dass zwei ihre Rollen tauschen. Es empfiehlt sich, dass er dann den letzten der ausgesprochenen Sätze wiederholen lässt, bevor das Spiel weitergeht.

nen: von der Gruppenkonstellation, dem Spektrum der Persönlichkeiten in der Gruppe, der Vorstellung, die die Kinder von der Gruppe haben.[37]

Voraussetzung der freien Improvisation ist, dass sich die Kinder oder Jugendlichen gut kennen und ein gutes Verhältnis zur Leitung haben. Dies ist vor allem in therapeutischen Gruppen der Fall. Wenn die Kinder oder Jugendlichen sich gegenseitig schon über mehrere Sitzungen erlebt haben, dann ist die Chance größer, dass sie Vertrauen in die Gruppe gefasst haben und sich öffnen. Sie nehmen die Gruppe als einen Ort wahr, an dem sie persönliche Gedanken und Gefühle äußern können, ohne belächelt zu werden, blöde Sprüche zu hören oder dass man ihnen nicht glaubt. In der Regel stellt sich dieses Gefühl nach mindestens zehn Sitzungen ein. In solchen Gruppen entwickeln sich oft originelle und ausdrucksstarke Szenen.

Bei der freien Improvisation kann der Gruppenleiter nach den Regeln der Dramatherapie vorgehen, wie sie Aichinger und andere beschreiben (Aichinger & Holl, 2010). Es handelt sich um ein gemeinsames Fantasieren und spielerisches Aufeinandereingehen. Der Mythodramaleiter bringt sich auch ins Spiel ein, nimmt bei seinen Einsätzen die Anliegen der Kinder oder Jugendlichen auf oder versucht, die Gefühle, die er bei ihnen wahrnimmt, spielerisch auszudrücken. Je nach Geschichte ist es jedoch auch angebracht, Rollen zu übernehmen, die nicht attraktiv sind und von den Kindern oder Jugendlichen vergessen oder verdrängt wurden. In einer Geschichte kam zum Beispiel eine Schlange vor, die den Protagonisten der Geschichte böse Gedanken einflößt, oder in einer anderen Geschichte hatte ein Stein eine große Bedeutung, weil er voller Geheimnisse war. Die Rolle der Schlange und des Steines wollte kein Kind übernehmen. Sie waren zu negativ besetzt. Nach der Einschätzung des Gruppenleiters handelte es sich jedoch um wichtige Figuren der Geschichte. Sie repräsentierten Schattenelemente. Aus diesem Grund wählte er bei der Improvisation diese Rollen.

Während der freien Improvisationen behält der Mythodramaleiter die Oberhand. Er kommentiert einzelne Szenen und unterstützt die Kinder oder Jugendlichen in ihrem Spiel. „So, was meint eigentlich die Prinzessin dazu, wenn ihr Prinz plötzlich in einem Luftballon abhebt und Arschguggi ruft?“, wird er zum Beispiel an die Prinzessin gewandt sagen und sie damit ermuntern, sich zu äußern. Der Leiter gibt jedoch auch Regieanweisungen, klatscht in die Hände, wenn er möchte, dass man still ist und ihm zuhört. Er wird vielleicht ein neues

37 Damit ist unter anderem gemeint, welche Übertragung im psychoanalytischen Sinn sie auf die Gruppe haben. Was stellt die Gruppe in ihrer Vorstellung dar: eine Rasselbande, einen Freundeskreis, böse Buben oder Mädchen, eine Strafgruppet etc. Den Kindern oder Jugendlichen ist meistens nicht bewusst, von welcher Vorstellung sie ausgehen. (l’imaginaire groupale, siehe Anzieu, 1999).

Element ins Spiel einbringen oder einen Kommentar abgeben. In einer Improvisation verkündet der Spielleiter, dass nun der Sheriff komme und nach dem Bösewicht suche. Er führte diese Figur ein, weil das Theater zu erlahmen drohte.

Nach unseren Erfahrungen sollten Improvisationen nicht zu lange dauern und sich klar von den anderen Aktivitäten abgrenzen. Der Leiter gibt das Signal, wann die Improvisation beginnt und aufhört. Die Teilnehmenden sollten die Improvisationen als eine besondere Aktivität wahrnehmen, eine Phase der Gruppe, in der man sich anders erlebt. Wie beim Theaterspiel durch Untergruppen helfen Verkleidungen den Kindern oder Jugendlichen, sich in eine Rolle hineinzuversetzen.

Bei spontanen oder offenen Gruppen,[38] bei Interventionsklassen oder den Gruppen bei Geschichtenfestivals ist ein strukturierteres Vorgehen angebracht. Die Kinder und vor allem die Jugendlichen sind noch zu gehemmt und zurückhaltend mit persönlichen Äußerungen. Oft haben sie Angst, dass Animositäten aufbrechen, es zu Interessenkonflikten kommt oder eine zynische Haltung überhandnimmt. Vor allem Jugendliche, deren Persönlichkeit im Umbruch ist, neigen dann dazu, eigene Unsicherheiten durch cooles Auftreten und Blödeln zu kompensieren.

6.5 Fazit

In diesem Kapitel ging es um die Darstellung der imaginierten Schlussversionen. Ich habe aufgezeigt, dass es verschiedene Möglichkeiten gibt, die Imaginationen umzusetzen. Welche man wählt, hängt von der Gruppenart, den Vorlieben der Gruppenleiter und natürlich vom Alter und den Wünschen der Kinder oder Jugendlichen ab. Bei den Umsetzungen geht es darum, dass sie ihre Fantasien direkt erleben und vorstellen. Hat man sie visualisiert oder dramatisiert, dann fällt es ihnen leichter, über sie zu reden. Bei der Umsetzung geht es also um die Bewusstmachung der imaginierten Inhalte. Bei den Interpretationen, wie sie bei den Bildern, dem Theaterspiel und natürlich in der freien Improvisation gemacht werden, geht es um das Vermitteln von Anregungen, die den betreffenden Kindern

38 Offene Gruppen können jederzeit neue Gruppenmitglieder aufnehmen. Geschlossene Gruppen konstituieren sich während der ersten drei Sitzungen, anschließend kann kein neues Mitglied der Gruppe beitreten. In der Regel sind die Scheidungsgruppen, die Gruppen für Kinder oder Jugendliche aus alkoholbelasteten Familien, die Baldur-Gruppen für Kinder oder Jugendliche, in denen ein Elternteil psychische Probleme hat, geschlossene Gruppen. Bei den Gruppen zur Förderung der Sozialkompetenzen, den Mädchen- und Knabengruppen, den Gruppen für Jugendliche mit Gewalterfahrungen (Bad Boys) hingegen handelt es sich meistens um offene Gruppen, Neueintritte sind jederzeit möglich.

und Jugendlichen helfen, tiefer über sich nachzudenken, neue Perspektiven zu entwickeln und ihre Herausforderungen zu meistern. Die Interpretationen dienen als Brücke zwischen der Innen- und der Außenwelt.

7 Der Schritt in die Realität: der Transfer

Zusammenfassung

In diesem Kapitel wird beschrieben, wie die Produkte der Imaginations- und Bearbeitungsphase mit der Lebensrealität verbunden werden. Ziel ist es, eine Antwort auf das individuelle Problem eines Teilnehmenden oder der ganzen Gruppe zu finden und eine konkrete Änderung zu beschließen. Dieses Ziel wird mithilfe einer spezifischen Strategie erreicht. Nachdem die Fragestellung geklärt ist, wird im produzierten Material nach Ideen für eine Antwort gesucht. Dazu werden die Strategien und Lösungen, die sich in den Zeichnungen, den Dramatisierungen oder Gesprächen anzeigten, zur Lösung der Ausgangsprobleme herangezogen. Die Interpretationen, die in der vorhergehenden Phase geäußert wurden, dienen als Ressource für neue Ideen, um eine konkrete Änderung im Lebensalltag des Betreffenden oder der Gruppe zu beschließen.

„Brauchen wir nicht Oliven?“, fragte das Mädchen aufgeregt ihren Kollegen. „Sicher nicht, genügend Tomatensoße genügt!“, antwortete jener schnippisch, während im Hintergrund zwei Kollegen Teig ausrollten und laut grunzten. Die Szene spielte sich in einem Schulhaus im Zürcher Glatttal ab. Die Schülerinnen und Schüler der fünften Klasse hatten beschlossen, dass sie eigenständig, ohne Hilfe der Erwachsenen, für sich und die Lehrpersonen ein Mittagessen zubereiten. Die letzten zwei Schullektionen waren für dieses Unternehmen reserviert. Die Schülerinnen und Schüler hatten die Esswaren eingekauft, die schulinterne Küche im Keller reserviert, die Arbeiten unter sich aufgeteilt und im Nebenraum der Küche auf Tischen Papierteller aufgetischt. Auf die Idee des Projektes „Gemeinsam ein Pizzaessen zubereiten“ waren sie in der letzten Phase des Mythodramas gekommen: dem Transfer. Die Lehrerin hatte eine Intervention verlangt, weil es große Spannungen unter den Schülern gab, sich kein Gemeinschaftsgefühl entwickelte und einzelne Schüler ausgeschlossen wurden. Die Leistungen hatten nachgelassen, die Reklamationen der Eltern zugenommen, und die Absenzen waren gestiegen. Die Intervention hatte zum Ziel, den Zusammenhalt dieser fünften Klasse zu stärken, sie für den Unterricht zu motivieren und die Zusammenarbeit mit den Eltern zu verbessern. Während der Intervention wurde an vier Tagen je drei Stunden mit der Klasse gearbeitet. Sie durchlief die verschiedenen Phasen des Mythodramas: Sie hörte sich Geschichten an, fantasierte über ihre Enden, dramatisierte die Schlüsse und diskutierte verschiedene Interpretationen. Am Schluss dieser Mythodramasitzung ging es schließlich um eine Änderung.

Vom Mythodramaleiter wurden die Schülerinnen und Schüler aufgefordert, sich zu überlegen, was sie zur Verbesserung der Stimmung und Stärkung der Kooperation innerhalb der Klasse tun könnten. Sie beschlossen nach intensiven Diskussionen, das besagte Pizzamittagessen zu organisieren. Für die Klasse war wichtig, dass sie alles selbstständig ausführten. Auf keinen Fall durfte eine erwachsene Person ihnen helfen. Natürlich gab es seitens der Lehrpersonen und zum Teil auch der Eltern eine gewisse Skepsis. Drohte ein Chaos? Die Lehrpersonen leisteten zwar diskret Hilfe, doch das meiste erledigten die Schülerinnen und Schüler ohne fremde Hilfe. Die Klasse wollte sich beweisen, dass sie fähig war, zusammenzuarbeiten. Der Pizzaevent war ein Erfolg. Die Schülerinnen und Schüler hatten das Gefühl, nicht nur die Wünsche der Lehrpersonen zu erfüllen, sondern auch etwas Eigenständiges zu leisten. Die destruktive Stimmung war verschwunden und die Motivation, die Schule zu besuchen, gestiegen – wenn auch die Qualität der Pizza zweifelhaft war.

In der Transferphase des Mythodramas geht es um eine *konkrete Änderung*. Oft hat sich die Gruppe oder der Einzelne beim Zeichnen, der Dramatisierung oder Deutung der Leistungen in einer Eigenwelt bewegt. Die Kunst ist nun, aus diesen fantasierten und anschließend gezeichneten oder gespielten Geschichtenenden Ideen für die konkrete Änderung herauszulesen. Diese setzt beim Thema an, das am Anfang der Sitzung vom Mythodramaleiter formuliert wurde.

Der Mythodramaleiter begleitet die Suche nach einer Änderung und hilft bei der Beschlussfassung. Er hört sich die Vorschläge der Teilnehmenden an, zeichnet sie auf, stellt Verständnisfragen, bespricht die Realisierungschancen und verweist auf alternative Ideen, die während der Bearbeitungsphase geäußert wurden. Damit der Prozess zu einem brauchbaren Resultat führt, empfiehlt sich eine konsequent ressourcenorientierte Strategie. Der Mythodramaleiter konzentriert sich auf die *konstruktiven Vorschläge* der Teilnehmenden. Es geht darum, was man tun kann. Auf unrealistische oder problematische Änderungsvorschläge geht er nicht ein. Im Fokus stehen Änderungsvorschläge, die sich von den Geschichtenenden der Teilnehmenden ableiten lassen. Da die Vorschläge von ihnen stammen, ist die Chance größer, dass die entsprechende Änderung angenommen und umgesetzt wird. Im obigen Beispiel fantasierten die Kinder, dass die Dorfbevölkerung ein Fest organisiert, bevor sie gegen einen bösen Alpenherrscher vorgehen könne, der Kinderopfer fordert.

Die Änderung betrifft das Verhalten des Einzelnen oder der Gruppe oder eine Änderung im sozialen Umfeld, in dem sich der Einzelne oder die Gruppe bewegt. Vorschläge, die eine Verhaltensänderung anderer, nicht beteiligter Personen betreffen, werden vom Leiter oder der Leiterin nicht weiterfolgt.

Die Transferphase ist harte Knochenarbeit. Es geht darum, die Gruppe oder den Einzelnen wieder auf den Boden der Realität zu bringen. Die Plauschphase ist beendet. Werden idealistische Lösungen eingebracht, dann versucht der Leiter, den Realitätsbezug herzustellen. Wenn also ein Jugendlicher zum Beispiel beteuert, dass er sich fortan in der Schule immer anstrengen und sich mit beleidigenden Äußerungen zurückhalten wird, dann relativiert der Leiter die Aussage und schlägt vor, dass er *einen* Tag wählen soll, an dem er sich zurückhalt. Alles, was die Teilnehmenden des Mythodramas inszenieren oder ausdrücken, könnte einen Hinweis enthalten, wie es konkret weitergeht. Die konkrete Änderung basiert dann auf einem Vorschlag, der in einem Geschichtenende oder in einer Zeichnung angedeutet wurde. Der Mut, der in einem Schlussspiel zur Vertreibung eines herrschsüchtigen Tyrannen aufgebracht wurde, kann dann vielleicht als Vorlage dienen, wie sich die Schüler einer Klasse gegen die Machtkämpfe anderer Schüler wehren, oder die Deutung einer Zeichnung gibt einen Hinweis, dass die konkrete Änderung mithilfe von Gespräche ausgeführt werden kann.

Nun ist es so eine Sache mit Änderungsentscheidungen. Wir alle wissen, dass zwischen der Absicht, etwas zu ändern, und der Ausführung ein Unterschied besteht. Meistens sind unsere Gewohnheiten stärker als unsere guten Vorsätze. Wir werden mit uns selbst und unserem sozialen Kontext konfrontiert. Probleme sind ja oft bereits Ausdruck der Grenzen unserer Selbststeuerung. Wir nehmen uns vor, weniger zu trinken, doch ist ein Glas Rotwein auf dem Tisch, dann wäre es doch eine Sünde, nicht an ihm zu nippen. Vorsätze führen darum nicht zu einer Umprogrammierung unseres Verhaltens. Wir müssen auch mit unseren Süchten, Begehren, Trieben, Komplexen und Gefühlen rechnen. Vorsätze und Absichten sind jedoch trotzdem wichtig, denn sie geben die Zielrichtung an, die bei konkreten Maßnahmen befolgt werden kann.

Bei vielen Vorsätzen handelt es sich um *Selbstlegitimierungsakte*. Unser Selbstbild wird bei inkongruentem Verhalten getestet und muss eine Ausrede erfinden, damit wir uns selbst ertragen. Wir wollen nicht, dass unser positives und gesellschaftskonformes Selbstbild Schaden erleidet, da wir weiterhin mit uns selbst leben müssen. Absichten dienen darum oft der Selbstberuhigung. Man fühlt sich besser, wenn man sich vornimmt, mehr Sport zu treiben, sich gegenüber der Chefin durchzusetzen oder früher aufzustehen. Was man fantasiert, wird im eigenen Kopf zu einer Realität. Im iPhone haben wir ja notiert, dass wir mehr joggen oder uns von einer Kollegin nicht beeindrucken lassen werden. Solche Vorsätze sind für das eigene Ohr bestimmt oder dienen der Absolution. Es geht um eine kurzfristige Selbstüberhöhung. Man will sich selbst gegenüber besser dastehen, als man wirklich ist.

Vorsätze können jedoch auch *wirkliche* Änderungen provozieren. Wenn ein Vorsatz ernst gemeint ist, dann kann er ein erster Schritt zur Bewältigung des entsprechenden Problems sein. Bedingung ist jedoch, dass er *emotional* besetzt wird. Dies ist wahrscheinlicher, wenn er auf einer Vorstellung beruht, mit der man sich identifiziert. Wenn der Vorsatz von innen heraus mit Energie besetzt wird, gibt es eine Chance, dass er sich auf das Verhalten und die Wahrnehmung auswirkt. Er ist eher mit der Psyche des Betreffenden oder der Gruppe verlinkt. Wenn sich ein Jugendlicher zum Beispiel vornimmt, seine Wutanfälle im Unterricht zu zähmen, dann hilft es, wenn dieser Vorsatz einem inneren Szenarium entspricht. Der Junge macht sich ein Bild von sich, das eine hohe Attraktivität hat. Er beherrscht seine Wutanfälle, weil eine Vorstellung ihm dazu die notwendige Kraft verleiht. Dies muss der Mythodramaleiter im Auge behalten, wenn er in den Produkten der Imaginations- und Dramatisierungsphase nach Ideen sucht. Er muss überzeugt sein, dass die Rollen, die sich Kinder im Spiel geben, und Szenerien, die sie entwickeln, wertvolle Hinweise enthalten, wie man bei einer Herausforderung oder einem Problem vorgehen kann. Die konkreten Änderungen, die sich von den Vorsätzen ableiten, sind dann Ausdruck und Verwirklichung imaginierter Szenen.

Konkrete Änderung bedeutet, dass sich etwas im Umfeld oder Verhalten verändert, das auch *unbeteiligte Außenpersonen* registrieren. Sie sollte auffallen, auch wenn man nicht darüber informiert ist. Die Änderung impliziert jedoch nicht, dass mit ihr das Ausgangsproblem gelöst oder die Herausforderung bewältigt wird. Sie sollte aber einen Prozess auslösen, der schlussendlich zu einer Lösung führt. Sie gibt den Anstoß, das betreffende Problem anders anzugehen. In der genannten Klasse war das Pizzaessen ein Versuch, die Spannungen unter den Schülern zu vermindern und die Arbeitshaltungen zu verbessern.

Konkrete Änderungen beziehen sich jedoch nicht ausschließlich und immer auf den Außenbereich des Kindes oder des Jugendlichen. Sie können auch den Umgang mit sich selbst betreffen. Es geht um ein inneres Thema. Die Änderung bezieht sich dann auf ein persönliches Thema oder eine persönliche Herausforderung. Oft geht es darum, wie man mit sich umgeht, welches Bild man über sich pflegt und an welchen mentalen Vorstellungen man sich orientiert. Ein Jugendlicher, der Motivationsschwierigkeiten in der Schule hatte und mit den Eltern deswegen immer wieder Zoff bekam, hat zum Beispiel dank dem Mythodrama eine Vorstellung entwickelt, wer und wie er sein wollte. Er sah sich als Wissenschaftler in einem Forschungslabor der ETH. Diese Vorstellung war für ihn attraktiv. Sie führte dazu, dass er sich in der Schule anstrengte und sich nicht im Ausgang verlor. Dank diesem Fernziel und seinem Bild von sich selbst fiel ihm der schulische Einsatz leichter. Er verstand seine schulischen Anstrengungen als Vorbereitungshandlungen für seine spätere Karriere oder gesellschaftliche Rolle. Ein Mädchen identifizierte sich mit einer Figur der präsentierten Geschichte. Sie sah sich als Primadonna. Die Identifikation mit dieser Figur gab ihr die Kraft, sich ihren Peers anzuschließen, soziale Kontakte zu pflegen und zu sich selbst zu stehen. Die Figur der Primadonna, die in einer Geschichte umschrieben wurde, wurde zu ihrem Vorbild.

Die Kinder oder Jugendlichen besuchen das Mythodrama, weil sie ein spezifisches Problem haben. Sie haben Schwierigkeiten zu Hause, leiden an einem Trauma, neigen zu Gewalt, mobben oder verhalten sich in der Schule renitent. Ergo: Sie erleben ihren Alltag und oft auch sich selbst als problematisch. Dieser Zustand beeinflusst ihre Wahrnehmung. Meistens nehmen sie sowohl sich selbst als auch ihre Umgebung als mühsam wahr. Diese Erfahrung wird zu einer innerlichen Vorgabe. Unbewusst suchen sie in ihrer Umgebung, ihren Mitmenschen und sich selbst nach Bestätigungen ihres Problems. Es kommt zu einer *Aufmerksamkeitsverengung*. Die betreffenden Kinder oder Jugendlichen fokussieren sich auf Elemente in Zusammenhang mit ihrem Thema. Empfinden sie sich selbst und ihre Umgebung als schwierig, dann sehen sie im Blick einer Lehrperson nicht ein Zeichen der Zuneigung, sondern der Kontrolle oder des Vorwurfs. Ihre Umwelt nehmen sie über das Schema wahr, das bei ihnen dominiert. Die negative Selbstattribuierung ist die Folge von Erfahrungen, kann jedoch auch durch eine Diagnose ausgelöst werden. Wenn sie als ADHSler etikettiert wurden oder ihnen mangelnde Kommunikationskompetenz unterstellt wird, dann nehmen sie sich selbst entsprechend wahr. Sie sitzen in einer Falle. Positive Rückmeldungen oder Erfolge werden nicht erkannt, sie bleiben vielmehr auf das Negative oder das Defizit fixiert.

Die konkrete Änderung hat darum zum Ziel, das Kind oder die Gruppe aus dieser negativen Schlaufe zu erlösen. Sie soll an die Vorstellungen und Antworten, die während des Mythodramas imaginiert und diskutiert wurden, erinnern. Die Änderung soll eine Einstellungs- und Wahrnehmungsveränderung anstoßen. Ein Kind wird dann zum Beispiel daran erinnert, dass es ja eigentlich ein Forscher ist, weil es die Möbel in seinem Zimmer umgestellt und ein Plakat eines Segelschiffes aufgehängt hat. Es sieht sich dann nicht als problematischen ADHSler, sondern steht am Morgen auf und fühlt sich als Forscher. Klassen bezeichnen sich dann nicht mehr als „die schwierigste Klasse des Schulhauses", sondern nehmen sich selbst vielleicht als coolste Klasse der westlichen Hemisphäre wahr.[39]

Wichtig beim Transfer ist *Bescheidenheit*. Die konkrete Änderung ist ein erster Schritt zur Besserung, dient dem Anstoß eines Prozesses. Sie soll dem Kind zu Selbstvertrauen verhelfen und Energie mobilisieren, damit es schlussendlich sein Problem löst. Diese Vorgehensweise braucht Geduld. Oft glauben wir zu wissen, was man tun sollte. Wenn zum Beispiel ein Kind unter Schulphobie leidet, von Schulkollegen gemobbt wird oder sich ritzt, dann möchten wir natürlich, dass sich die Situation subito ändert. Wir möchten, dass sich die psychische Gesundheit des Kindes verbessert oder das Verhalten ändert. In Kampagnen gegen Drogen wurde zum Beispiel der Spruch „Just say no!" populär. Die Vorstellung war, dass man sich bewusst gegen Drogenkonsum entscheiden kann. Seelische Probleme und soziale Schwierigkeiten verschwinden jedoch ganz selten dank eines dezidierten Willensakts. Meistens gilt es zuerst, innere und äußere Widerstände zu überwinden und Komplexe zu bearbeiten, bevor sich eine Besserung einstellt. Als Therapeut müssen wir uns daher in Bescheidenheit und Zurückhaltung üben. Die Gefahr ist, dass wir dem Kind oder der Familie Lösungsvorstellungen aufdrängen, die sie aus psychischen Gründen nicht ausführen können. Wir wecken falsche Hoffnungen. Es ist darum wichtig, dass man klar kommuniziert, dass die Implementierung der konkreten Änderung nicht bedeutet, dass damit das Problem gelöst ist. Psychische Probleme zu lösen, erfordert Zeit, Geduld und Hingabe, jedoch auch Zuversicht. Im Mythodrama werden darum mit den konkreten Änderungen Lösungen zweiter Ordnung erarbeitet. Es sind kleine, bescheidene Änderungen im Lebensrhythmus, in der Haltung oder Alltagshandlungen, die sich auf die beteiligten Personen auswirken. Ein erster Schritt wurde getan, um das Problem zu lösen. Dem Leiter des Mythodramas, den Eltern und natürlich dem betroffenen Kind oder der betroffenen Gruppe müssen diese Umstände kommuniziert werden. Das Mythodrama produziert nicht Instanterfolge, sondern deblockiert die betreffenden Per-

39 Zum Thema der Wirkung von Diagnosen siehe Schmidt (2019).

sonen oder Gruppen, damit sie ihre inneren Ressourcen aktivieren und äußere Chancen erkennen.[40]

Die Leiter und Leiterinnen erleben die Transferphase oft als anstrengend. Der Grund ist: Er oder sie muss den Einzelnen oder die Gruppe umstimmen. Der Mythodramaleiter fordert, dass die Lösungen, die man in der Geschichte gefunden hat, auf die Realitäten ihrer Leben übertragen werden. Man verlässt die Leichtigkeit des Seins und wird mit Fakten konfrontiert. Man kehrt zum Ausgangsproblem zurück. Die Teilnehmenden oder die Einzelperson werden vom Mythodramaleiter an das Ausgangsproblem erinnert. Er fordert sie auf, ihre Dramatisierungen, Zeichnungen und Gespräche mit ihrer Lebensrealität in Verbindung zu bringen. Ihre Imaginationen werden als Quelle neuer Ideen und Lösungsstrategien verstanden. Wenn Kinder zum Beispiel spielen, wie sie einen Kollegen mit Laserpistolen aus einem Verlies der Mafia befreien, dann weist der Schluss auf die Bedeutung der Teamarbeit und Solidarität hin. Man überlegt sich mit der Klasse, ob nicht ihr Teamgeist hilft, ihre schwierige Situation zu bewältigen. Wenn ein Kind fantasiert, dass es auf einem Berg steht, sich ein Fluggerät anschnallt und auf diese Weise einen Sumpf überquert, dann könnte dies ein Hinweis sein, dass Distanz wichtig ist und es vielleicht mehr seinen verrückten Ideen trauen muss. Die Imaginationen und Spiele dienen als Ideenpool für mögliche Änderungen. Diese liegen nicht immer auf der Hand, sondern sind erst aufgrund von Deutungen ersichtlich, die während der vorangehenden Phase gemacht wurden.

Dadurch, dass die Änderung von den Vorstellungen des Einzelnen oder der Gruppe ausgeht, steigt die Wahrscheinlichkeit, dass sie erfolgreich ist. Der Vorsatz basiert auf einer selbst entwickelten mentalen Vorstellung. Es handelt sich um eine Eigenleistung, die einer inneren Bereitschaft entspricht. Dies erhöht die Chance, dass die Änderung ausgeführt und das Problem gelöst wird.

Nicht in jeder Mythodramasitzung wird eine Änderung beschlossen. In fortlaufenden Therapiegruppen macht es keinen Sinn, in jeder Sitzung eine Änderung zu fordern. Man setzt diese Methode nur ein, wenn es passt. In fortlaufenden Gruppen wird über die Bedeutung der imaginierten Bilder und der gespielten Szene gesprochen, ohne dass gleich eine konkrete Änderung ins Auge gefasst wird.

---

40 Eine Evaluation von je zehn mythodramatischen Interventionen in Schweden und der Schweiz wurde durch die Axel-Johnson-Stiftungen unternommen. Es zeigte sich unter anderem, dass nach einer Intervention die Lernmotivation der Schüler und Schülerinnen signifikant anstieg sowie die Absenzen sanken (Guggenbühl, Hersberger, Rom & Boström, 2006). Das Buch kann bezogen werden über info@ikm.ch

8 Epilog: Profil des Mythodramas

Am Schluss dieses Buches noch ein paar Worte zu den Haupteigenschaften und einer Besonderheit des Mythodramas:

Der Psychotherapie wird oft vorgeworfen, dass sie in einem realitätsfremden Raum operiere. Sie gehe von den subjektiven, einseitigen Berichten und Schilderungen der Patienten aus. Deren Leiden, Sorgen und Schuldzuweisungen würden zum Nennwert genommen. Das Narrativ, das präsentiert werde, werde jedoch kaum hinterfragt. Die Kritik beruht zum Teil auf einem Missverständnis. Psychotherapeuten ist es klar, dass es nicht ihre Aufgabe ist, den Wahrheitsgehalt der Aussagen und der Eindrücke ihrer Patienten abzuklären, es sei denn, sie haben einen Gutachtenauftrag. Sie konzentrieren sich auf die Darstellungen und Berichte, die ihnen präsentiert werden: Die Mutter sei depressiv gewesen, die Familie des Mannes verhalte sich feindselig oder man werde in der Arbeit grundlos gemobbt. Diagnosen beruhen vor allem auf Eindrücken, die in einem therapeutischen Einzelsetting hinterlassen werden. Das Abstinenzgebot und die Vertrauensfrage verunmöglichen es Psychotherapeuten, eine umfassende Abklärung des Lebensumfelds vorzunehmen und die Aussagen der Patienten zu überprüfen. In der Arbeit mit Erwachsenen kann man nicht eine Reise in die Vergangenheit machen und die Mutter einer Patientin fragen, ob sie ihre Tochter wirklich vernachlässigt hat, oder den Arbeitgeber, wieso der Patient entlassen wurde. Das Ziel der Psychotherapie ist, den Patienten zu helfen, mit sich selbst und ihren Herausforderungen umzugehen. Psychotherapie ist darum einseitig und darf sich nicht anmaßen, ein objektives Urteil über die Hintergründe, Ursachen, den sozialen Kontext und die Nachwirkungen der Vergangenheit eines Patienten zu geben. Vor allem in der Einzelarbeit bleibt man in einem von anderen Lebensrealitäten abgeschotteten Raum. Das therapeutisch absolut notwendige Gebot der Vertraulichkeit verbietet dem Psychotherapeuten, die Informationen der Patienten mit Bezugspersonen abzugleichen, wenn sie es nicht wünschen.

Die systematische Ausblendung anderer Auffassungen über den Patienten und der Überprüfung der Aussagen ist die Stärke der Psychotherapie. Sie ermöglicht der betreffenden Person, aus sich selbst heraus das Leben zu ordnen, nach eigenen Ressourcen zu suchen und eine Strategie zu entwickeln, die auf die eigene Persönlichkeit abgestimmt ist. Psychotherapie bietet einen Raum für eine temporäre Auszeit, in der man selbst zum Zug kommt, wo weder soziale Konventionen, andere Meinungen, die Moral und gesellschaftliche Erwartungen eine Rolle spielen. Man kann sich von problematischen Auswirkungen der eigenen Geschichte oder Lebenssituation befreien und sein Leben neu gestalten.

Bei Kindern und bei der Konfliktarbeit ist die Situation jedoch anders. Die Lebensrealität kann nicht ausgeblendet werden. Arbeitet man als Schulpsychologe, Sozialpädagoge, Psychologe und oft auch als Psychotherapeut, sieht man sich immer wieder mit Situationen konfrontiert, in der nicht der Indexpatient Ausgangspunkt unserer Arbeit ist, sondern ein *Gesamtproblem*. Die Therapie wird von einer Außeninstanz eingeleitet. Ein Jugendlicher wird vermittelt, weil er zu Hause Wutanfälle hat und die Eltern nicht mehr weiterwissen, oder in einer Schulklasse eskalieren interne Spannungen, es kommt zu Mobbing, ein Kind leidet unter den Auswirkungen des Alkoholismus eines Elternteils oder wegen Gewaltvorfällen. Man kann sich nicht nur auf die Innenwelt und die Schilderungen des Kindes oder des Jugendlichen konzentrieren, auch die Wünsche und Anliegen anderer Personen müssen berücksichtigt werden. Wir müssen in Systemen denken, Rollenverteilungen identifizieren und kollektive Dynamiken berücksichtigen. Wir werden mit unterschiedlichen Auffassungen und Persönlichkeiten konfrontiert. Es ist schwierig, allen Beteiligten gerecht zu werden. Es geht nicht mehr nur um die Innenwelt und die Schilderung der Außenwelt durch eine Person, sondern um unterschiedliche Innenwelten und oft um sich diametral widersprechende Darstellungen des äußeren Geschehens. Als Psychotherapeut drohen wir einseitig und damit ungerecht zu werden oder banale Schlussfolgerungen zu ziehen. Einem zerstrittenen Lehrerteam teilt man mit, dass man eben gewaltlos kommunizieren sollte, oder Eltern erklärt man, dass die Pubertät der eigenen Kinder eine Herausforderung für die Eltern sei. Die Gefahr droht, dass die Schlussfolgerungen für die Betroffenen keinen Mehrwert bringen, weil sie zu unspezifisch sind.

Im Mythodrama wird versucht, dieses Dilemma durch den Einsatz von Geschichten zu lösen. Durch die Geschichte wird das Problem in einen Topos verlagert, der für alle Beteiligten neu und fremd ist. Es herrschen für alle die gleichen Ausgangsbedingungen. Die Wahl der Geschichte ist jedoch nicht zufällig. Sie erfolgt aufgrund einer sorgfältigen Konfliktanalyse oder Abklärung. Diese Form des Einstiegs macht es leicht, einen umfassenden Eindruck zu bekommen und unterschiedlichste Positionen zu integrieren. Das Mythodrama eignet sich darum für die Arbeit mit Kindern und Jugendlichen, jedoch auch für Therapien mit Familien und zur Förderung der Zusammenarbeit von Teams.[41]

Die im Buch beschriebenen Mythodramasitzungen zeichnen sich durch drei Kerneigenschaften aus: *Konfliktakzeptanz, Imagination* und *Förderung der sozialen Kompetenzen*. Es handelt sich um ein Verfahren, das den Beteiligten ermöglicht, Konflikte zu inszenieren und durchzuarbeiten. In mythodramatischen Gruppen herrscht darum oft ein Halbchaos. Es geht nicht um ein Lernprogramm und vorbestimmte Abläufe, sondern darum, dass das Unerwartete Platz haben muss. Dies ist nicht negativ, denn dank dem Halbchaos manifestieren sich Komplexe, Frustrationen und Ängste. Mythodramen verlaufen in einem geordneten Rahmen und zeichnen sich durch einen festen Ablauf aus, gleichzeitig lässt die Minimalstrukturierung Überraschungen und den Ausbruch versteckter Emotionen und Fantasien zu. Die Teilnehmer werden nicht diszipliniert, sie werden jedoch durch die Struktur, die Hinwendung zur Geschichte und den Ablauf in ein Geschehen eingebunden, das ihnen die Freiheit gibt, sich unverblümt zu äußern, ohne dass ein Chaos entsteht. Sie bringen sich ein. Dies führt natürlich oft auch zu Ärger, Aggressionen und unerwarteten Äußerungen. Oft werden die Gruppenleiter selbst in Konflikte involviert. Ein Mädchen ist beleidigt und protestiert, weil sie die Geschichte nicht selbst wählen kann, ein Junge prahlt und redet schlecht über die Gruppenleiter, oder ein Mädchen äußert sich abschätzig über ihre Kollegin. Während der Sitzungen kommt es zu Konflikten. Diese sind wichtig, weil sich darin Komplexe und Frustrationen manifestieren und die Gruppenleiter so erkennen können, wieso ein Kind oder ein Jugendlicher Probleme zu Hause oder in der Schule hat.

Das zweite Element sind die *Imaginationen*. Dank dem Einsatz der Geschichten, den Mental Movers und dem spielerischen Element können die Teilnehmer Fantasien entwickeln. Die Imagination wird als Ressource verstanden und als ein Mittel, Konflikte zu bewältigen und Probleme zu lösen. Wie im Buch dargestellt, stehen unsere Imaginationen oft im Widerspruch zu den Erwartungen und Forderungen unserer sozialen Umgebung. Wir müssen funktionieren, Codes und Tabus respektieren und Rollenerwartungen genügen. Sich in der Gesellschaft zu bewegen, heißt, sich anzupassen und sich von Teilen der Persönlichkeit zu dissoziieren.

41 In der Schweiz haben wir das Mythodrama in der Ausbildung für Zugbegleiter eingesetzt und führen mythodramatische Kurse für Filialleiter und soziale Dienststellen: www.ikm.ch

Wir fantasieren uns nicht in unser Dasein hinein, sondern gehen unseren Pflichten und Aufgaben nach und realisieren oft nicht mehr, dass in uns noch ein anderes Programm abläuft. Im Mythodrama wird versucht, diese Kerneigenschaft zu nutzen, damit neue Wege zur Bewältigung eigener Herausforderungen gefunden werden.

Die letzte Leistung der mythodramatischen Gruppen ist die *Förderung der Sozialkompetenz*. Dies ist natürlich vor allem bei Kindern und Jugendlichen der Fall. In mythodramatischen Gruppen geschieht sehr viel. Die Kinder oder Jugendlichen interagieren, werden wütend, erregt, besorgt, aggressiv, sie sind beschämt, erfreut, erstaunt, verärgert oder verwirrt. Während der Gruppensitzungen werden wir mit verschiedensten Mustern des Verhaltens konfrontiert. Da die Kinder und Jugendlichen den Anpassungsmodus ablegen, den sie meistens in der Schule zeigen, kommen *spontane* Verhaltensweisen zum Vorschein. Die Maske, die sie bei der Präsenz Erwachsener aufsetzen, haben sie abgelegt und zeigen sich so, wie sie sich unter Kollegen, in der Schule und oft auch zu Hause verhalten. Entscheidend ist: Die Gruppenleiter sind zwar anwesend, doch sie dominieren das Gruppengeschehen nicht. Sie werden darum oft zu Zeugen unangepassten, rohen und oft unanständigen Verhaltens der Kinder oder Jugendlichen. In Gruppen wird viel geflucht, geschimpft, provoziert, und es werden Dinge erzählt, bei denen selbst Erwachsene erröten. Immer wieder bedienen sich selbst jüngere Kinder einer derben, sexuell expliziten Sprache. Da sie sich unter sich wähnen, legen sie ihre Zurückhaltung ab. Sie fühlen sich durch die Gruppensituation geschützt. Es sind nicht die Erwachsenen, die in der Wahrnehmung der Kinder oder Jugendlichen dominieren. Zu den Gruppenleitern haben die Kinder oder Jugendlichen in der Regel eine Beziehung aufgebaut. Die Gruppenleiter definieren zwar nicht das Geschehen, doch sie bleiben wichtige Bezugspersonen. Sie beobachten und mischen sich ein. Sie intervenieren, wenn ein Kind ein anderes heftig stößt, beleidigt oder ihm beim Erzählen dreinredet. Auf diese Weise werden die Kinder für Anstands- und Umgangsformen sensibilisiert. Oft stellen die Gruppen jedoch selbst Verhaltensregeln auf. In den schulischen Kriseninterventionen werden sogar Maßnahmen von den Schülern und Schülerinnen bewusst gefordert, die sie als Klasse umsetzen und befolgen müssen. Mythodramatische Gruppen dienen darum der Förderung der sozialen Kompetenzen. Die Kinder oder Jugendlichen erfahren, wie man sich verhält, auch wenn das wachsame Auge der Erwachsenen nicht auf ihnen ruht. Nicht nur die Gruppenleiter werden immer wieder zu Vorbildern, die Erfahrungen und Schlussfolgerungen in der Gruppe sind auch eine Möglichkeit, soziale Kompetenzen zu entwickeln.

Mythodramatische Kriseninterventionen in Schulen

Mobbing, Gewaltvorfälle, Konflikte zwischen Lehrpersonen und Schulklassen oder Eltern sind Gründe, wieso eine Schule Hilfe von außen anfordert. Bei diesen mythodramatischen Kriseninterventionen wird mit der Klasse, den Lehrpersonen und den Eltern gearbeitet. Eine Intervention dauert drei bis sechs Monate und besteht aus den folgenden Teilschritten.

1. **Konfliktprofil**
   Konflikte zeichnen sich durch ihr je eigenes Erscheinungsbild aus. Sie unterscheiden sich in ihren Hintergründen, ihren Dynamiken und Ursachen. Deshalb wird zuerst eine Konfliktdiagnose erstellt. Dies geschieht mithilfe von Gesprächen mit den Lehrpersonen, der Schulleitung und den Schülern und Schülerinnen.
2. **Der Elternabend**
   Schulische Konflikte können eher gelöst werden, wenn die Eltern miteinbezogen werden. Die Interventionsleiter erfahren, wie mit den Schülern gearbeitet wird. Den Eltern wird mitgeteilt, dass die Intervention zum Ziel hat, den Klassengeist zu stärken und die Schüler bei den Lösungen miteinzubeziehen. Die Intervention wird nur durchgeführt, wenn alle Eltern damit einverstanden sind (Guggenbühl, 1992, S. 6–10).
3. **Besuch der Klasse/des Schulhauses**
   Die Leiter und Leiterinnen der Intervention gewinnen einen Eindruck der Stimmung, Dynamik in der Klasse und im Schulhaus (Guggenbühl, 2002, S. 130–135).
4. **Mythodramatische Arbeit mit der Klasse**
   An drei bis vier Halbtagen wird mit der Klasse mythodramatisch gearbeitet. Die Geschichten werden auf der Grundlage der Eindrücke und Informationen der Schritte 1 bis 3 ausgewählt. Nach jeder Intervention beschließt die Klasse eine Änderung, die die Situation in der Klasse verbessert. Die Klasse setzt die Maßnahmen selbstständig um.
5. **Begleitung der Lehrperson**
   Die Lehrpersonen werden während der ganzen Intervention von den Interventionsleitenden über die Erfahrungen informiert und in der Klassenführung beraten.
6. **Schlussintervention**
   Diese erfolgt nach einem drei- bis viermonatigen Unterbruch. Es geht darum, die Maßnahmen, die die Klasse beschlossen hat, zu evaluieren.

7. **Schlusselternabend**
   Mit den Eltern und den Lehrpersonen wird besprochen, wie sich die Intervention ausgewirkt hat und welche Schlussfolgerungen gezogen werden können (Guggenbühl, 1992; Guggenbühl, Hersberger, Rom & Boström, 2006).

Literatur

Aichinger, A. & Holl, W. (2010). *Gruppentherapie mit Kindern* (Kinderpsychodrama, Bd. 1). Wiesbaden: VS.

Aichinger, A. (2010). *Gruppentherapie mit Kindern*. Wiesbaden: Verlag für Sozialwissenschaften.

Anzieu, D. (1999). *Le groupe et l'inconscient – L'imaginaire groupale* (3. Aufl.). Paris: Dunod.

Bergstrom, C.T. & West, J.D. (2020). *Calling Bullshit: The Art of Skepticism in a Data Driven World*. New York: Random House.

Campbell, J. (1949). *The hero with a thousand faces*. Princeton, New Jersey: Princeton University Press.

Campbell, J. (1980). *The Masks of God* (Vol. 1–4). Harmondsworth: Penguin.

Darwin, C. (2018). *Der Ursprung der Arten*. Stuttgart: Klett-Cotta.

De Waal, F. (2017). *Are We Smart Enough to Know How Smart Animals Are?* London: Granta.

Frances, A. (2013). *Saving Normal*. New York: HarperCollins.

Fry, S. (2018). *Mythos. The Greek myths retold*. New York: Penguin Random House.

Gelernter, D. (2016). *The tides of mind. Uncovering the spectrum of consciousness*. New York: Liveright.

Gersie, A. & King, N. (1992). *Storymaking in Education and Therapy*. London: Kingsley.

Goffman, E. (2003). *Wir alle spielen Theater. Die Selbstdarstellung im Alltag* (10. Aufl.). München: Piper.

Gottschall, J. (2012). *The storytelling animal. How stories make us human*. New York: Mariner.

Guggenbühl, A. (1992). Kriseninterventionen bei aggressiven Schulklassen. Mit Hilfe von aussen das Gewaltproblem in der Klasse/Schule ganzheitlich angehen. *Schweizerische Lehrerinnen- und Lehrer-Zeitung, 23,* 6–10.

Guggenbühl, A. (1993). *Die unheimliche Faszination der Gewalt*. Zürich: Edition IKM.

Guggenbühl, A. (1998a). *Männer, Mythen, Mächte*. Zürich: Edition IKM.

Guggenbühl, A. (1998b). *Das Mythodrama. Eine Untersuchung über ein gruppentherapeutisches Verfahren bei Kindern aus Scheidungsfamilien*. Zürich: Edition IKM.

Guggenbühl, A. (2001). *Wer aus der Reihe tanzt, lebt intensiver. Mut zum persönlichen Skandal*. München: Kösel.

Guggenbühl, A. (2002). Dem Dämon in die Augen schauen: Kriseninterventionen in der Schule. In M. Drilling & H. Wehrli (Hrsg.), *Gewalt in Schulen: Ursachen, Prävention, Intervention* (S. 130–135). Zürich: Pestalozzianum.

Guggenbühl, A. (2003, 1. Juli). Schweizerdeutsch als emotionale Heimat. Der Dialekt im Visier der Sprachpflege. *NZZ*, S. 58.

Guggenbühl, A. (2006). Von der Bedeutung des Mannseins. In R. Josuran, *Von Mann zu Mann*. Zürich: Orell Füssli.

Guggenbühl, A. (2014). *Von Gangstern, Diven und Langweilern. Break-Thru – Geschichten als Inspirationsquelle und Mittel der Klassenführung*. Bern: Hep.

Guggenbühl, A. (2016). *Die vergessene Klugheit. Wie Normen unser Denken verhindern*. Bern: Hogrefe.

Guggenbühl, A., Hersberger, K., Rom, T. & Boström, P. (2006). *Helping schools in crisis. A scientific evaluation of the Mythodramatic intervention approach in Swiss and Swedish schools*. Zürich: Edition IKM.

Haidt, J. (2006). *The happiness hypothesis*. New York: Basic Books.

Haidt, J. (2012). *The Righteous Mind*. London: Penguin.

Hell, D. (2013). *Krankheit als seelische Herausforderung*. Basel: Schwabe.

Hillman, J. (1994). *Am Anfang war das Bild. Unsere Träume – Brücke der Seele zu den Mythen*. München: Kösel.

Huxley, T.H. (1863). *Evidence as to man's place in nature*. London: Williams and Norgate.

Jenco, L. (1995). *Bound to forgive – the pilgrimage to reconciliation of a Beirut hostage*. Notre Dame, IN: Ave Maria.

Jung, C.G. (1950). *Aion. Beiträge zur Symbolik des Selbst* (Gesamtwerk, Bd. 9/2). Olten: Walter.

Kast, V. (1988). *Imagination als Raum der Freiheit*. Olten: Walter.

Kast, V. (1993). *Märchen als Therapie*. München: dtv.

Konner, M. (2010). *The evolution of childhood*. Cambridge: Harvard University Press.

Leuner, H. & Wilke, E. (2005). *Katathym-imaginative Psychotherapie*. Stuttgart: Thieme.

Lim, M. & Mynier, K. (1993). Effect of server posture on restaurant tipping. *Journal of Applied Social Psychology, 23* (8), 678–685.

Livingstone Smith, D. (2004). *Why we lie – The Evolutionary Roots of Deception and the Unconscious Mind*. New York: St. Martin's Press.

Lukianoff, G. & Haidt, J. (2018). *The Coddling of the American Mind. How Good Intentions and Bad Ideas are Setting Up a Generation for Failure*. New York: Allen Lane.

McKee, R. (1997). *Story. Substance, Structure, Style and The Principles of Screenwriting*. New York: itbooks.

Midglay, M. (2004). *Myths we live by*. New York: Routledge.

Miller, A. (1979). *Das Drama des begabten Kindes*. Frankfurt: Suhrkamp.

Moreno, J.L. (1997). *Gruppenpsychotherapie und Psychodrama. Einleitung in Theorie und Praxis* (5. Aufl.). Stuttgart: Thieme.

Morgan, J.J.B. (1931). *Child psychology*. New York: Richard R. Smith.

Murray, D. (2019). *The madness of crowds. Gender, race and identity*. London: Bloomsbury Continuum.

Oatley, K. (2001). *Such Stuff as Dreams. The Psychology of Fiction*. New York: Wiley.

Pinker, H. (1997). *How the mind works*. New York: Norton.

Radin, P., Kerényi, K. & Jung, C.G. (1954). *Der göttliche Schelm. Ein indianischer Mythen-Zyklus*. Zürich: Rhein.

Reddemann, L. & Stasing, J. (2013). *Imagination*. Tübingen: Psychotherapie.

Reddemann, L. (2013). *Imagination als heilsame Kraft*. Stuttgart: Klett-Cotta.

Richie, S. (2020). *Science Fictions. Exposing Fraud, Bias, Negligence and Hype in Science*. London: Bodley Head.

Ricouer, P. (1986). *Die lebendige Metapher*. München: Wihelm Fink.

Rose, T. (2015). *The End of Average. How to Succeed in a World That Values Sameness*. New York: HarperCollins.

Rubner, A. & Rubner, E. (1982). *Das zurückgebliebene Kind und das analytische Psychodrama*. Berlin: Marhold.

Salinger, J.D. (1951). *The Catcher in the Rye*. London: Penguin.

Schacter, D.L. (2001). *Wir sind Erinnerung*. Reinbek: Rowohlt.

Schmidt, G. (2019). *Liebesaffairen zwischen Problem und Lösung – hypnosystemische Konzepte für schwierige Kontexte*. Heidelberg: Carl-Auer-Systeme.

Schreiber, F.R. (1973). *The Many Faces of Sybil*. Washington, DC: Henry Regnary.

Schulte-Sasse, J. (2001). Einbildungskraft/Imagination. In K. Barck, M. Fontius, D. Schlenstedt, B. Steinwachs & F. Wolfzettel (Hrsg.), *Ästhetische Grundbegriffe* (S. 88–120). Stuttgart: J.B. Metzler.

Shackleton, E.H. (1910). *The heart of Antartica*. Heinemann: London.

Singer, J.L. & Pope, K.S. (1978). *The power of human imagination*. New York: Plenum Press.

Slavson, S.R. & Schiffer, M. (1976). *Gruppenpsychotherapie mit Kindern*. Göttingen: Vandenhoeck und Ruprecht.

Schiefele, U. & Schreyer, I. (1994). Intrinsische Lernmotivation und Lernen. *Zeitschrift für Pädagogische Psychologie, 8*, 1–13.

Smith, S.D. (2012). *Sandtray, Play and Storymaking*. London: Kingsley.

Stevens, A. (2002). *Archetype Revisited*. London: Routledge.

Strenger, C. (2004). *The Designed Self. Psychoanalysis and Contemporary Identities*. London: Routledge.

Suddendorf, T. (2013). *The Gap: The Science of What Separates Us from Other Animals*. New York: Basic Books.

Suddendorf, T. (2014). *Der Unterschied – Was den Menschen zum Menschen macht*. Berlin: Berlin-Verlag.

Sunstein, C.R. (2003). *Why societies need dissent*. Cambridge: Harvard University Press.

Vogler, C. (1998). *The Writers Journey. Mythic Structures for Writers*. Ventura, Studio City, CA: Michael Wiese.

van Schaik, C. & Michel, K. (2016). *The good book about human nature*. Brentwood, TN: Hachette Group Book.

van Schaik, C. & Michel, K. (2017). *Das Tagebuch der Menschheit*. Hamburg: Rowohlt.

von Scotti, A. (2016). *Nur Sommer: Irische-Schottische Kirche*. Borsdorf: Winterwork.

Wallace, A.R. (1855, September). On the law which has regulated the introduction of new species. *Annals and Magazine of Natural History, 16*, 184–195.

Waters, E. (2010). *Crazy like us. The Globalization of the American Psyche*. New York: Free Press.

Weeks, D. & James, J. (1995). *Eccentrics*. London: Villards.

Wilson, D.S. (2003). *Darwin's Cathedral*. Chicago: University of Chicago Press.

Worsley, H. (2011). *In Shackleton's Footsteps*. London: Virgin Books.

Yates, F. (1966). *The art of memory*. Harmondsworth, Middlexes: Penguin.

Zahavi, D. (2014). *Self and other. Exploring subjectivity, empathy and shame*. Oxford: Oxford University Press.

Der Autor

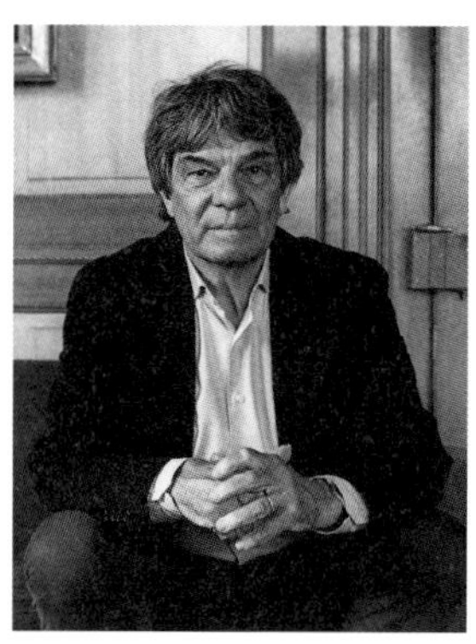

Allan Guggenbühl
1952 in Zürich geboren. Prof. Dr., Psychologe, Psychoanalytiker, Leiter des Instituts für Konfliktmanagement und Mythodrama in Zürich. Psychotherapeut in freier Praxis. Autor diverser Fachbücher und Referent zu den Themen Jugend, Gewalt, Konflikte, Klugheit, Bildung und Musik.

www.allanguggenbuehl.ch
Foto: Romy Maxime

Sachwortverzeichnis

K

L

M

N

O

P

Q

R

S